常见病中西医防治问答丛书

# 失眠防治必读

刘 泰 张青萍 / 主编

中国中医药出版社

· 北 京 ·

**图书在版编目（CIP）数据**

失眠防治必读 / 刘泰，张青萍主编 .—北京：中国中医药出版社，2020.6

（常见病中西医防治问答丛书）

ISBN 978 – 7 – 5132 – 4699 – 6

Ⅰ . ①失…　Ⅱ . ①刘…　②张…　Ⅲ . ①失眠—防治—问题解答
Ⅳ . ① R749.7–44

中国版本图书馆 CIP 数据核字（2017）第 309653 号

**中国中医药出版社出版**

北京经济技术开发区科创十三街 31 号院二区 8 号楼
邮政编码　100176
传真　010–64405750
河北新华第二印刷有限责任公司印刷
各地新华书店经销

开本 880 × 1230　1/32　印张 7.25　字数 153 千字
2020 年 6 月第 1 版　2020 年 6 月第 1 次印刷
书号　ISBN 978 – 7 – 5132 – 4699 – 6

定价　35.00 元
网址　www.cptcm.com

**社 长 热 线　010–64405720**
**购 书 热 线　010–89535836**
**维 权 打 假　010–64405753**

**微信服务号　zgzyycbs**
**微商城网址　https://kdt.im/LIdUGr**
**官 方 微 博　http://e.weibo.com/cptcm**
**天猫旗舰店网址　https://zgzyycbs.tmall.com**

如有印装质量问题请与本社出版部联系（010–64405510）

# 《常见病中西医防治问答丛书》编委会

# 《失眠防治必读》
# 编委会

**主　编**　刘　泰　张青萍

**副主编**　何乾超　梁　妮

**编　委**（按姓氏笔画排序）

刘永辉　宋　曦　陈荣群　高玉广

黄　河　黄树武　黄德庆　蒋凌飞

覃　琴

# 前　言

今夜，你失眠了吗？

街道上的灯火彻夜不息，车辆昼夜不停地飞驰着，行人来来往往地奔波着，现代社会的喧嚣与繁华，渐渐地将原本安静甜美的梦乡打碎。“夜长愁反复，怀抱不能裁，披衣坐惆怅，当户立徘徊。”伴随失眠带来的那份惆怅和痛苦，也在无数失眠患者心中久久不能消除。

随着社会的进步，人们的生活节奏不断加快，越来越多的人患上了失眠。据世界卫生组织调查，27%的人有睡眠问题。据中国6个城市的市场调研显示，成年人一年内的失眠患病率高达57%。失眠对健康的影响不容忽视，人一生中有1/3的时间是在睡眠中度过，睡眠是人的生理需要，睡眠作为生命所必需的过程，是机体复原、整合和巩固记忆的重要环节，是健康不可缺少的组成部分。医学研究表明，偶尔失眠会造成第二天疲倦和动作不协调，长期失眠则会带来注意力不能集中、记忆出现障碍和工作力不从心等后果。

健康意识的增强使人们意识到治疗失眠的重要性，然而，在实际生活中，由于专业知识的缺乏，忽视失眠治疗或采取过量补睡、大量饮酒入睡、服用不恰当药品等不科学方法治疗失眠的现象仍时有发生，不仅没有治疗好，还加重了失眠，甚至对身体健康造成严重损害。市场上与失眠相关的图书种类繁多，但专业化、系统化、中西医结合互参的图书却相对较少，许多书对读者帮助甚微。为了使得广大失眠患者和基层医疗工作者能够更好地了解失眠、正确治疗、科学调养，我们发挥中医内科和神经内科专业学科优势，将传统中医药与西医相结合，结合丰富的临床经验，将理论知识与临床实践有机结合，编写了此书。

本书分为基础篇、治疗篇和调护篇三大部分。基础篇从中西医结合的角度出发，带领读者科学认识失眠的症状和原因，了解失眠与其他常见疾病的关系。治疗篇介绍失眠的药物治疗和心理治疗的相关方法，并指导读者根据病情合理选择治疗手段。调护篇从生活习惯、合理膳食、科学健身等多角度出发，引导读者选择健康的生活方式和调养方法。本书紧密结合目前最新的中西医结合诊治进展，理论与实践相结合，实用性强。全书采用通俗易懂的语言，以一问一答形式进行编写，可读性好。

本书的主要读者对象为临床实习医生，目的是提高其失眠防治知识的掌握程度；可作为高年级医学生和见习医师、规培医师、进修医师的学习参考用书，是一本中西医结合失眠防治方面的简明实用教学参考用书。同时，也特别适合广大人民群众阅读，掌握失眠防治知识，拥有一个好梦。

本书编纂过程中得到广西中医药大学及第一附属医院各级领导的关心和支持，得到许多前辈、同道的热情鼓励和鼎力帮助，得到中国中医药出版社的指导和支持。本书参考引用了国内外部分医学专著和文献，在此一并深表诚挚谢意。

编者力求科学、系统介绍失眠及其治疗调养的相关知识，但由于水平有限，不妥之处请读者提出宝贵意见，以便再版时修订提高。

编者

2020 年 1 月

# 目 录 CONTENTS

# 一、基础篇

## （一）中医基础

扫码听书

### 1. 失眠对应的中医病名有哪些

答：失眠属于中医学中“不寐”“不得卧”“目不瞑”等范畴。

《黄帝内经》最早提出“不得卧”的概念。《素问·逆调论》云“胃不和则卧不安”，是指胃气不和导致的不寐；“不得卧，卧则喘者”是水气客内所致的不寐。《素问·热论》云“伤寒一日，巨阳受之，故头项痛，腰脊强；二日阳明受之，阳明主肉，其脉夹鼻络于目，故身热目痛而鼻干，不得卧也”，是外感病引起的不寐。《素问·气穴论》有“胸胁痛而不得息，不得卧，上气短气偏痛”；《素问·厥论》有“腹满不得卧”“食则呕，不得卧”；《素问·病能论》有肺病“不得偃卧”的记载。因此，《黄帝内经》所论述的“不得卧”概念泛化，不单纯指不寐，还包括各种疾病痛苦影响睡眠和病痛所致的强迫体位。可见，当时对不寐已经有深入的研究。其中，“胃不和则卧不安”被后世医家延伸为，凡脾胃不和、痰湿、食滞内扰以致睡眠不安者均属于此，在今天临床应用仍具有现实意义。

另外，失眠还有一些其他记载，如《外台秘要》称“不眠”，《圣济总录》称“少睡”，《太平惠民和剂局方》称“少寐”，《杂病广要》称“不睡”。

## 2. 中医如何认识失眠的病因

答：中医学认为，睡眠是人体阴阳消长平衡的体现。正常的睡眠，依赖于人体的“阴平阳秘”，脏腑调和，气血充足，心神安定，心血得静，阳能入于阴。人体的阴阳运化规律被破坏，就会导致不寐，其主要病因是感受外邪，暴饮暴食、饮酒等饮食不节，喜怒哀乐等情志失常，劳倦、思虑太过，以及病后、年迈体虚等因素。

《灵枢·邪客》云：“今厥气客于五脏六腑，则卫气独卫其外，行于阳，不得入于阴……不得入于阴，阴虚故目不瞑。”《伤寒论》中太阳蓄血证的如狂、发狂，以及少阴病中的但欲寐、心烦不得眠，皆是以寒邪外侵而导致失眠。清代医家何其伟在《医学妙谛》中说：“失眠总由阳不交阴所致，若因外邪而致失眠者，当速去其邪，攘外即所以安内也。”脾胃为后天之本，气血生化之源，饮食不节，损伤脾胃，则气血生化乏源，血虚不能上奉于心，心失所养，致心神不安，心血不静，而成不寐。情志失常，肝气郁滞，失于调达，疏泄失职，气郁日久化火，扰动心神，神不守舍而致不寐。劳倦、思虑太过则伤脾，过逸少动则脾气虚弱，运化失健，气血生化乏源，不能上奉于心，以致心神失养而不寐；或因脾伤食少，生化之源不足，营血亏虚，不能上奉于心，而致心神不安。如《景岳全书·不寐》曰：“劳倦、思虑太过者，必致血液耗亡，神魂无主，所以不寐。”《类证治裁·不寐论治》曰："思虑伤脾，脾血亏损，经年不寐。"或脾虚运化失健，水液代谢障碍，聚湿成痰，痰扰心神，致神明不安而失眠。隋代巢元方《诸病源候论·卷三》之大病后不得眠候曰："大病之后，脏腑尚虚，营卫不和，故生于冷热。阴气虚，卫气独行于阳，不入于阴，故不得眠。"大病之后，或久病之人，或妇女崩漏日久，或月经过多，或产后失血过多，或病后体虚未复，或大手术后气血大亏，气虚血少，暗耗心血，心血虚而心无所主，神不守舍而致不寐。久病伤肾，肾虚则生化失常，本元亏虚，心神失养，故而夜不眠。病久年迈，脏腑功能衰弱，气血失调，则血络瘀滞，心脉受阻，心神失养，阳不入阴，神不守舍，而致夜不眠，或梦见不祥。

## 3.《黄帝内经》如何认识失眠

答：《黄帝内经》指出，睡眠的产生与阴阳盛衰有直接的关系，阴气盛方能寐，阳气旺始可寤，明确指出睡眠、觉醒与阴阳盛衰密切相关。《灵枢·口问》曰："阳气尽，阴气盛，则目瞑；阴气尽而阳气盛，则寤矣。"《灵枢·大惑论》曰："阳气尽则卧，阴气尽则寤。"

《黄帝内经》亦指出了寐寤生理与卫气的关系。《灵枢·大惑论》曰："卫气不得入于阴，常留于阳，留于阳则阳气满，阳气满则阳跻盛，不得入于阴则阴气虚，故目不瞑矣。"《灵枢·邪客》云："卫气者，出其悍气之慓疾，而先行于四末分肉皮肤之间，而不休者也，昼日行于阳，夜行于阴……厥气客于五脏六腑，则卫气独卫其外，行于阳不得入于阴，行于阳则阳气盛，阳气盛则阳跻满，不得入于阴，阴虚故目不瞑。"由此可见卫气的运行循环以及其盈虚通滞的状态都会影响阴阳的正常交泰，阳不入于阴，从而导致失眠。后者更明确指出邪气客于体内，扰动脏腑之气，则卫气奋而抗邪于外，不能入于阴分，以致卫气浮盛于外，脏腑之精气虚于内，神不守舍，从而不得眠。同时，卫气的循行与阴阳二跻脉的经气相交也密切相关。卫气从足少阴肾经经阴跻脉进入目内眦，阴跻、阳跻皆与脑有一定联系。阴跻脉起于足止于目，司目之开合，与睡眠有直接关系；阳跻脉则上行于风池，跟脑密切关联，主目之开合，二者均对睡眠有一定影响。《灵枢·寒热病》曰："阴跻、阳跻，阴阳相交，阳入阴，阴出阳，交于目锐眦，阳气盛则瞋目，阴气盛则瞑目。"因此，卫气运行正常，则阴阳二跻脉能正常地经气相交，寐寤正常；卫气运行失常，则二经经气不能正常相交，进而影响睡眠。

《黄帝内经》亦明确指出了气血的盛衰能影响肌肉的荣枯、气道的通涩以及卫气的循行，从而影响睡眠。《灵枢·营卫生会》曰："黄帝曰：老人之不夜瞑者，何气使然？少壮之人不昼瞑者，何气使然？岐伯答曰：壮者之气血盛，其肌肉滑，气道通，荣卫之行不失其常，故昼精而夜瞑。老者之气血衰，其肌肉枯，气道涩，五脏之气相搏，其营气衰少而卫气内伐，故昼不精，夜不瞑。"

## 4. 中医对睡眠生理提出了哪些学说

答：（1）阴阳睡眠说：自然界阴阳变化，有日节律，人体阴阳消长与其相应，也有明显的日节律，这种人体阴阳消长出入的变化，决定了睡眠和醒觉的生理活动。《素问·金匮真言论》曰：

“平旦至日中，天之阳，阳中之阳也；日中至黄昏，天之阳，阳中之阴也；合夜至鸡鸣，天之阴，阴中之阴也；鸡鸣至平旦，天之阴，阴中之阳也。故人亦应之。”天地阴阳的盛衰消长，致使一天有昼夜晨昏的节律变化。人与自然界是统一的整体，平旦时人体的阳气随自然界阳气生发而由里外出，中午时分人体阳气盛于外部，黄昏则阳气渐消，入夜则阳气潜藏于内，阳入于阴则寐，阳出于阴则寤。《灵枢·口问》曰：“阳气尽，阴气盛，则目瞑；阴气尽而阳气盛，则寤矣。”阴主静，阳主动，阳气衰，阴气盛，则发生睡眠；阳气盛，阴气衰，则产生醒觉。这种阴阳盛衰主导睡眠和醒觉的生理机制，就是阴阳睡眠说。

（2）卫气运行睡眠说：卫气来源于水谷精气，营行不休。《灵枢·营卫生会》曰：“人受气于谷，谷入于胃，以传与肺，五脏六腑，皆以受气，其清者为营，浊者为卫，营在脉中，卫在脉外，营周不休，五十而复大会。”卫气在人体的循行具有一定的规律，“昼日行于阳二十五周，夜行于阴二十五周，周于五脏”（《灵枢·卫气行》），即白天行于体表，夜晚则行于内脏。《灵枢·大惑论》曰：“夫卫气者，昼日常行于阳，夜行于阴，故阳气尽则卧，阴气尽则寤。”白昼卫气行于阳，阳气盛于外，故体表温热目张而寤；夜晚卫气行于阴，则脏腑安和，体温下降，目瞑而寐。由于卫气昼夜运行变化的规律，人体出现相应的寤、寐的不同生理活动。

（3）神主睡眠说：张景岳《景岳全书》曰：“盖寐本于阴，神其主也。神安则寐，神不安则不寐。”强调睡眠、醒觉由神的活动来主宰，神是人体生命活动的外在表现，又指人的精神、意识、思维活动。《灵枢·本神》曰：“生之来谓之精，两精相搏谓之神，随神往来者谓之魂，并精而出入者谓之魄，所以任物者谓之心，心有所忆谓之意，意之所存谓之志，因志而存变谓之思，因思而远慕谓之虑，因虑而处物谓之智。”神随先天之精，孕育于父母，分而为五，即神、魂、魄、意、志，分藏于五脏，主宰于心。《灵枢·邪客》曰：“心者，五脏六腑之大主也，精神之所舍也。”心主神明，统摄协调五脏，主持精神意识和思维活动。神充则身强壮，神衰则身虚弱。神的活动，随自然界阴阳消长而规律性变化。白天属阳，阳主动，故神营运于外，人寤而活动；夜晚属阴，阴主静，故神归其舍，内藏于五脏，人寐卧而得以安息。《血证论》曰：“寐者，神返舍，息归根之谓也。”又曰：“肝藏魂，人寤则魂游于目，寐则魂返于肝。”神安静守舍则能寐，若神不能安其舍，游荡飞扬，则会出现不寐、多梦等多种睡眠障碍病症。

中医睡眠的三个学说，是历代医家对睡眠理论的系统总结，共同组成了独特的中医睡眠理论体系。其中阴阳睡眠说阐明了睡眠和醒觉的基本原因，是中医睡眠理论的总纲领；卫气运行睡眠说是阴阳睡眠说的具体体现，阐明了睡眠运动本质；神主睡眠说突出了中医的整体睡眠观，阐明了睡眠是人体整体的生命活动形式。

## 5. 失眠的常见中医证型及症状有哪些

答：失眠的中医证型可分为以下几类：

（1）心脾两虚。主症：多梦易醒，心悸健忘。兼次症：头晕目眩，肢倦神疲，饮食无味，面色少华，或脘闷纳呆。舌脉：舌淡，苔薄白，或苔滑腻，脉细弱，或濡滑。

（2）阴虚火旺。主症：心烦不寐，心悸不安。兼次症：头晕耳鸣，健忘，腰酸梦遗，五心烦热，口干津少。舌脉：舌红，少苔或无苔，脉细数。

（3）心胆气虚。主症：不寐多梦，易于惊醒。兼次症：胆怯恐惧，遇事易惊，心悸气短，倦怠，小便清长，或虚烦不寐，形体消瘦，面色㿠白，易疲劳，或不寐心悸，虚烦不安，头目眩晕，口干咽燥。舌脉：舌淡，苔薄白，或舌红，脉弦细，或弦弱。

（4）痰热内扰。主症：不寐头重，痰多胸闷，心烦。兼次症：呕恶嗳气，口苦，目眩，或大便秘结，彻夜不寐。舌脉：舌红，苔黄腻，脉滑数。

（5）肝郁化火。主症：不寐，急躁易怒，严重者彻夜不寐。兼次症：胸闷胁痛，口渴喜饮，不思饮食，口苦而干，目赤耳鸣，小便黄赤，或头晕目眩，头痛欲裂，大便秘结。舌脉：舌红，苔黄，或苔黄燥，脉弦数，或弦滑数。

## 6. 如何辨别失眠的虚实

答：虚证多因脾失健运，气血生化不足，心脾两虚，心神失养而致多梦易醒，心悸健忘；或因肾阴不足，心肾不交，虚热扰神，则心烦不寐，心悸不安；或因心胆气虚，痰浊内生，扰动心神，则不寐多梦，易于惊醒。总因心、脾、肝、肾功能失调，心失所养而致，病程长，起病缓慢。

实证多因郁怒伤肝，气郁化火，上扰心神，则急躁易怒，不寐多梦；或因宿食停滞，痰湿化热，痰热上扰，则不寐头重，痰多胸闷。总因火邪扰心，心神不安所致，病程短，起病急。

## 7. 如何辨别失眠与“心”的关系

答：《素问·灵兰秘典论》曰：“心者，君主之官也，神明出焉。”《灵枢·邪客》谓：“心者，五脏六腑之大主也，精神之所舍也。”可知本病的病位多责于心。《景岳全书·不寐》曰：“寐本乎阴，神其主也，神安则寐，神不安则不寐。”神乃心所主，即“心神”，睡眠作为神的外在体现，需要心神来调节，心静神安则睡眠正常，心神不安将出现入睡困难、易醒、多梦等。心主血脉，在五行属火，舍神。每因阴精不足，或血虚，或血瘀，或心火过亢等，致使神不守舍于心，而有“迟寐”，甚至“不寐”。故失眠以迟寐、不寐为主者责之于心。

心气具有推动和调控心脏搏动和脉管舒缩的功能，从而使脉道通利，血流通畅，血液在脉管中正常运行，灌注周身，发挥营养和滋润作用。心气充足，心的阴阳协调，脉动有力，节律正常，血液输布营养全身，心神得以充养而寐安。心藏神，主神明和神志。心有统帅全身脏腑、经络、形体、官窍的生理活动和主司精神、意识、思维和情志等心理活动的功能。《黄帝内经》有心为“五脏六腑之大主”、“所以任物者谓之心”的记载。心主血脉与藏神功能密切相关。心主血脉正常则能化神、养神而使心神灵敏不惑。而心主藏神功能正常，则能驭气调控心血的正常运行，以濡养周身及心脉而寐安，神不安则不寐。

七情内伤，心为先导，心神损伤涉及他脏。正如《灵枢·口问》曰：“悲哀愁忧则心动，心动则五脏六腑皆摇。”张景岳在《类经》中指出：“心为五脏六腑之大主，而总统魂魄，兼赅意志，故忧动于心则肺应，思动于心则脾应，怒动于心则肝应，恐动于心则肾应，此所以五志难心所使也。”又提出：“情志之伤，虽五脏各有所属，然求其所由则无不从心而发。”故五脏六腑的功能失常均可不同程度地扰乱心神，导致失眠。

《素问·六节藏象论》曰：“心神不安，则生不寐。”心神又有赖于心血的充养。《素问·五脏生成》曰：“诸血者，皆属于心。”心血不足，无以濡养心神，心神失养则不安舍于心，而致迟寐，甚至不寐。可兼见心悸盗汗、怔忡恍惚、头目晕眩、面色无华等，舌淡苔薄，脉沉细弱。

## 8. 如何辨别失眠与“肝”的关系

答：肝者，将军之官。《临证指南医案·肝风》曰：“肝为风木之脏，因有相火内寄，体阴用阳，其性刚，主动主升，全赖肾水以涵之，血液以濡之。”作为体阴用阳、易郁易化火之脏，其功能的正常与否会直接影响到整个机体的阴阳平衡。若阴阳失衡，阴虚不能纳阳，或阳盛不得入阴，心神不安则出现寤寐失常，引发失眠。

肝者，喜条达而恶抑郁。《格致余论·阳有余阴不足论》曰：“司疏泄者，肝也。”《医方难辨大成》言：“气血之乱皆能令人寤寐之失度也。”肝主疏泄而畅达气血，情志失和、肝气郁结常为失眠发病的始动因素。长期的忧思恼怒，易致肝气失于疏泄而郁滞，临床上主要表现为不易入睡，多梦易惊，每遇情志不遂时加重，可伴有肝经所过之处胀闷疼痛，时欲太息，或脘腹胀满，大便不爽，苔薄，脉弦。

肝为刚脏，内寄相火，郁久化火，火性炎上扰动心神，致惊悸不安，起卧不宁。如《太平圣惠方·卷三》曰：“若肝气有余，胆实，实则生热，热则精神惊悸不安，起卧不定。”或郁久，肝火伤及阴血，会出现阴虚不能纳阳。临床上主要表现为夜寐难安，甚则彻夜不眠，急躁易怒，可伴有头晕头胀，目赤耳鸣，口干而苦，不思饮食，便秘溲赤，舌质红，脉弦数；或疏泄、升发太过，又会导致肝阳偏亢，扰动心神而出现夜寐难安，伴多梦、头痛、眩晕、口苦、渴而喜冷饮、舌红、脉弦等。若阳亢日久，或素体阴亏，致阴液不足，水不涵木还会出现虚烦不寐，或寐浅易醒，腰膝酸软，舌红脉细等肝肾亏虚的症状。《血证论·卧寐》言：“肝之清阳，即魂气也，故又主藏魂，血不养肝，火扰其魂，则梦遗不寐。”因此，当肝火伤阴或素体阴虚时，营虚无以养心，血虚无以养肝，神不内守，魂失所依而致不寐。表现为心烦不寐，多梦纷纭，忽忽如有所失，神疲乏力，纳差，舌红，脉弦细。

同时肝能通过影响他脏来影响机体阴阳平衡。首先是肝与心。《明医杂著·医论》有言：“心病先求于肝，清其源也。”可见心肝之密切关系。肝为心之母，加之经络上的联系，无论肝阴血亏虚或肝火旺盛，均可影响到心之阴阳而致病。此外，从情志上来说，肝主疏泄，调畅情志，藏血而舍魂；心主神志，为五脏六腑之大主，藏神而主宰精神活动，故两者的神魂失调对于不寐也有一定影响。肝对于脾，“木之性主于疏泄，食气入胃，全赖于肝木之气以疏泄之，而水谷乃化”。另一方面，脾运化得当，气血生化有源，阴阳调和，才能更好地奉养心神。最后是肝与肾，肝藏血，肾藏精，肝血需要肾精的滋养，肾精又依赖于肝血的化生。这种相互滋生、相互转化的关系，中医称之为精血同源。两者同为水火之宅，内藏相火，若肾阴亏损会导致相火妄动；同时肾阴又是一身之阴的根本，若肝阴失于肾阴的滋养，阴不敛阳，亦会导致肝阳上亢出现不寐。

## 9. 如何辨别失眠与“脾”的关系

答：脾为后天之本，运化水谷精微，化生气血，养心安神。又心藏神而主血，脾主思而统血，思虑过度，往往伤及心脾，脾虚致生化之源不足，气血亏少，不能养心，因而神无所依。如《类证治裁·不寐》所言：“思虑伤脾，脾血亏损，经年不寐。”

脾的运化功能失常，同样可导致不寐的发生。脾气虚弱，生化无源，气血两虚，心神失养，也可导致不寐的发生。此时不寐为入睡困难，梦多易醒，梦中多有想跑而跑不动、想喊而喊不出，或有面部肢体不自主运动，常伴有头晕目眩、心悸健忘、肢倦神疲、面色少华、饮食无味、舌淡，苔薄，脉细弱等表现。脾气不足，则四肢、肌肉功能不良，夜间肢体尤其是下肢不适，有发痒、沉重、抽搐、麻胀感，而造成夜寐不安。脾藏意主思，思虑过度会影响脾气的气机，形成气结或气滞，此时不寐伴有胸中闷乱的感觉，入睡困难，且多梦易醒，醒后疲乏无力，日久导致健忘、烦躁不宁的发生。脾运化功能失调，宿食停滞，酿生痰浊，痰食阻滞，胃气不和，则胃脘部不适，有恶心、反酸、呕吐，影响夜间睡眠，造成不寐的发生。《素问·厥论》曰：“太阴之厥，则腹满䐜胀，后不利，不欲食，食则呕，不得卧。”脾胃虚弱，运化失职，水液代谢失常，积湿成痰，痰湿壅遏，心神不宁，则寐而不实，伴头昏沉重，胸闷痰多，嗳气纳呆，腹胀便溏，舌苔白腻，脉濡滑等表现。痰食停滞，日久化热，扰动心神，则多见夜寐不安，心烦不宁，心悸易惊，胸闷痰多，脘闷纳呆，恶心口苦，大便不爽，小便色黄，舌红苔黄腻，脉滑数等表现。

## 10. 如何辨别失眠与“肾”的关系

答：肾脏对不寐的发生有重要作用，尤其对老年人不寐的发生。肾主水，主藏精、纳气，肾藏志。肾阴精不足，可直接导致阳不入阴，使神不安舍，导致不寐；或肾脏阴、阳、精、气的虚损，引起肾不藏志而不寐。此时不寐多为“夜寐早寤”，即入睡困难，晨间早醒；睡眠中频繁的觉醒，睡眠呈片断性，梦中多不安、恐惧，甚则有夜行，有处于水中的憋闷感，梦遗，夜尿频数等症状；肾阳虚者可兼见畏寒、腰膝冷困、夜尿频等证候；肾虚水泛者可兼见肾阳虚证的同时，另有水肿，腰以下水肿为甚，尿少等证候；肾阴虚者可兼见腰酸腰困、五心烦热、潮热盗汗、遗精、头晕耳鸣等证候；肾精不足者可兼见早衰、腰膝酸软、脱发齿松、健忘等证候；肾气不固者可兼见腰酸，小便、精液、经带及胎气不固等证候；肾不纳气者可兼见呼多吸少、动则喘促、自汗、腰膝酸软等证候。

《素问·上古天真论》曰：“女子七岁，肾气盛，齿更发长……七七，任脉虚，太冲脉衰少，天癸竭，地道不通，故形坏而无子也。丈夫八岁，肾气实，发长齿更……五八，肾气衰，发堕齿槁……八八，则齿发去。”明确指出女子四十九岁、男子四十岁以后肾气开始衰退，由于肝肾同源，水不涵木，肝血不足，心脉空虚，血不养心，心神不宁，或虚阳（相火）易上浮，不能归根，故多见夜寐早寤。《景岳全书》曰：“真阴精血不足，阴阳不交，而神有不安其室耳。”肾阴耗伤，不能上奉于心，水火不济，心火独亢，扰动心神而致神无安宁，心肾不交，可见不寐心烦，潮热盗汗。清·冯兆张《冯氏锦囊秘录·杂症大小合参》曰："壮年肾阴强盛，则睡沉熟而长；老年阴气衰弱，则睡轻而短。"明确老年人多因肾虚而失眠。

## 11. 如何辨别失眠与"胆"的关系

答：胆藏精而主决断，先天禀赋不足，心气虚羸，或生性胆怯，或饮食不节，胆精疏泄失职；或思虑太过，胆气郁结不畅；或热病之后，少阳枢机不利，皆可令胆气失和，脾失健运，致胆汁内淤或脾湿内生而酿生痰浊，留于中焦，滞于胸膈，内扰心神而诱发失眠。临床多见不寐多梦，善惊善怒，胆怯恐惧，多疑善虑，口干咽燥等症。《素问·灵兰秘典论》曰："胆者中正之官，决断出焉。""官"是指功能；"中正"即不偏不倚之性，中正始能"主决断"，中正始能调和安抚五脏阴阳。其位处在表里阴阳之间，其功能主化生，居枢机、相火，运正气、渗清液、调肝胆、通心气，以及阴阳气血的开合动静、升降出入，其性状必须保持在刚柔相济、不偏不倚的最佳"中正"状态。"决断"谓胆的判断、决策有刚直、果敢的特征。胆与人类的思维活动紧密相连，七情或痰、湿、瘀等原因造成胆腑"决断"失调，出现心慌、急乱、烦躁、疑惑、胆怯，而导致失眠的发生。《太平圣惠方》谓："胆虚不得睡者，是五脏虚邪之气，干淫于心，心有忧恚，伏气在胆，所以睡卧不安，心多惊悸，精神怯弱。盖心气忧伤，肝胆虚冷，致不得睡也。"故胆气不足则"决断"无权，累及心神，故胆怯恐惧，善惊善怒，遇事思前想后，夜寐不宁。张介宾在《类经》中注释曰："肝气虽强，非胆不断，肝胆相济，勇敢乃成。”人之精神活动系于五脏，决断在胆，胆虚则谋虑不决，必影响魂魄意志，而致五脏不安。

少阳胆腑位居中焦，既是六腑之一，又为奇恒之腑，藏精，主疏泄，主决断，内寄相火。其功能正常与否，对人体的精神、情志、思维有重要影响。少阳阳气，即是相火，温煦长养、激发推动诸脏。正如《素问·六节脏象论》所言：“凡此十一脏，皆取决于胆也。”若胆腑受邪，则易气郁化火、炼液成痰。同时胆与肝相表里，共主疏泄，所谓“少阳主枢”，是营卫阴阳相交之枢纽，阴阳水火交济，气机之升降，均有赖肝升胆降之配合，若少阳受邪，肝胆不能司生长发陈之令，而致木郁土壅，胃失和降，水液代谢障碍，痰浊内生，扰于胆腑，使之欲清不得清，欲静不得静，枢机不利，阴阳水火升降失调，心神被扰，神明不安，而致失眠。

《黄帝内经》认为，卫气“昼行于阳，夜行于阴”，卫气行于阳则“寤”，行于阴则“寐”，因此卫气不能正常入阴则导致不寐。少阳主枢，为气机出入之冲要，在卫气从阳入阴运行中，胆之枢机作用不可忽视。可见，胆主决断与主枢机两方面功能均与卫气循行有着密切关系，从而与失眠的发生密切相关。

## 12. 如何辨别失眠与“胃”的关系

答：失眠的病机主要由于阳盛阴衰，阴阳失交。而睡眠与营卫密切相关。卫气日行于阳，夜行于阴。在平旦卫气行于阳分则目张而寤，夜间卫气行于阴分时则目瞑而寐。卫气行于阳分时间长则不寐。而营卫之气源于中焦脾胃所化生的水谷精微。《灵枢·口问》中说：“卫气昼日行于阳，夜半则行于阴，阴者主夜，夜者卧。”若营卫失调，阴阳不能相交，则导致失眠。《灵枢·五味》中说：“谷始于胃。其精微者，先出于胃之两焦，以溉五脏，别处两行，营卫之道。”《灵枢·营卫生会》曰：“人受气于谷，谷入于胃，以传与肺，五脏六腑，皆以受气，其清者为营，浊者为卫，营在脉中，卫在脉外，营周不休，五十而复大会。”故有“胃为卫气之本”之说。若胃腑失和，无以运化水谷精微，则致营卫虚少，运行迟滞，卫气当出于阳而不出，当入于阴而不入，阴阳失调、营卫不和，则导致不寐。

“胃不和则卧不安”理论最早见于《黄帝内经》。《素问·逆调论》曰：“帝曰：人有逆气不得卧而息有音者……皆何脏使然？愿闻其故。岐伯曰：不得卧而息有音者，是阳明之逆也，足三阳者下行，今逆而上行，故息有音也。阳明者胃脉也，胃者六腑之海，其气亦下行，阳明逆不得从其道，故不得卧也。《下经》曰胃不和则卧不安。此之谓也。”说明了脾胃与睡眠的关系。脾胃同居中焦，为人体气机升降之枢纽，若饮食失节，损伤脾胃，失于运化，湿浊内生，阻滞气机，饮食劳倦伤脾，所谓“饮食自倍，肠胃乃伤”，导致脾胃枢机不利，胃失和降，上下之路隔绝，阴不能纳阳，阴阳不交而致失眠。或因情志失调，暴怒伤肝，肝气郁结，疏泄失职，横逆犯胃，胃失和降而卧不安。肝与脾胃生理上相互为用：脾胃的升降运化需要有肝胆疏泄之功相助，而肝的气血又依赖于脾胃的充养，故有“肝脾者，相助为理之脏”之称。而且在病理上又相互影响：肝喜条达而恶抑郁，若肝气郁结，横逆犯胃，胃失和降，上逆为忤，神不安则不寐。

## 13. 心脾两虚证失眠有哪些症状

答：心脾两虚证在失眠虚证中最为常见。症见不易入睡，多梦，健忘，醒后不易入睡。气血亏虚，血少无以养心则心悸；气血虚弱，不能上奉于脑，清阳不升，则头晕目眩；心主血，其华在面，血虚不能上荣于面，所以面色少华；脾气虚则饮食无味；气血生化之源不足，血少气虚，无以濡养四肢肌肉，故肢倦神疲，舌质淡，苔薄白，脉细弱。若脾虚水液运化失职，痰湿内生，则脘闷纳呆，舌苔滑腻，脉濡滑。故临床上心脾两虚证多见：多梦易醒，心悸健忘，头晕目眩，肢倦神疲，饮食无味，面色少华，或脘闷纳呆，舌质淡，苔薄白，或苔滑腻；脉细弱，或濡滑。

## 14. 阴虚火旺证失眠有哪些症状

答：阴虚火旺证失眠多因禀赋不足，房劳过度，或久病之后，肾精耗伤，水不济火，则心阳独亢，心阴渐耗，虚火扰神，心神不安，阳不入阴，而致不寐。正如《景岳全书·杂证谟·不寐》曰："真阴精血之不足，阴阳不交，而神有不安其室耳。"心者，神之本也。肾者，精之本也。寐虽由心，必赖肾水上滋于心，心火下温于肾，则精与神合，阳入于阴，水火互济，自然安寐。《类证治裁》曰："凡人寐，必心火欲其下降，肾水欲其上升。斯寤寐如常矣。"《古今医统大全·不寐候》曰："因肾水不足，真阴不升而心阳独亢，亦不得眠。"肾阴不足，心肾不交，水火失于既济，心肾阴虚，君火上炎，扰动神明，则心烦不寐，心悸多梦而健忘。而中老年人已近天癸竭，肝肾不足，肾水不能上济于心，心火独亢，心阴暗耗，精与神失合，而成失眠之证。如《医效秘传·不得眠》曰："夜以阴为主，阴气盛则目闭而安卧，若阴虚为阳所胜，则终夜烦扰而不眠也。"肾气亏虚，藏阴不足，肾水不能上济于心，心火独亢，神不守舍，故失眠、心烦。腰为肾府，肾主骨生髓。肾虚封藏失职，则骨髓不充，腰失濡养，故见腰膝酸软、夜尿增多；脑为髓海，肾虚髓不上荣，脑海空虚，则脑髓不足，相火妄动，故头晕目眩、耳鸣耳聋、梦遗。口干津少，五心烦热，舌质红，少苔或无苔，脉细数，均为阴虚火旺之象。

## 15. 心胆气虚证失眠有哪些症状

答：《黄帝内经》曰："心者，君主之官，神明出焉。胆者……心气安逸，胆气不怯，决断思虑得其所矣。"胆者，中正之官，需君主之统帅，而君主需中正之官行令决断。胆气不足则决断不能，遇事思前想后，夜眠不能。心者，君主之官，心气不足，胆不敢独安，可见胆虚与心关系密切。

先天禀赋不足，心气虚羸，或生性胆怯，心胆互相影响，善恐易惊，心神不宁而致不寐。临床主要表现为心神不安，不寐多梦，易于惊恐而心悸；心胆气虚则气短倦怠，小便清长。舌质淡，脉弦细，均为气血不足之象；情志过极可损伤心胆之气，尤其暴受惊骇后，令胆气打伤，使人终日惕惕，神动不安，渐至心胆气虚，而为不寐。如《类证治裁》云："惊恐伤神，心虚不安。"症见虚烦不寐，触事易惊，胆怯心悸，倦怠自汗，气短乏力，舌淡，脉弦滑。若病后血虚，则虚烦不眠，形体消瘦。面色㿠白，易疲劳，脉弦弱，为气血不足。若肝血不足，魂不守舍，心失所养则虚烦不眠，心悸不安。血亏阴虚，易生内热，虚热内扰，每见虚烦不安，口干咽燥，舌质红等。头目眩晕，脉弦细，乃血虚肝旺使然。

## 16. 痰热内扰证失眠有哪些症状

答：痰火是导致失眠的重要病理因素。《血证论·卧寐》认为："盖以心神不安，非痰即火。"《古今医统大全·不寐候》曰："痰火扰心，心神不宁，思虑所伤，火炽痰郁，而致不寐者多矣。"痰既是病理产物又是致病因素，饮食不节，损伤脾胃，水湿不化，聚而为痰，或饮食停滞，酿为痰热，上扰心神，或情志内伤，肝郁化火，或五志过极，心火内炽，皆能扰动心神，使心血不静，阳不入阴，而发为不寐。因宿食停滞，土壅木郁，肝胆不疏，因郁致热，生痰生热，痰热上扰，故不寐心烦，口苦目眩；痰热郁阻，气机不畅，胃失和降，则头重、胸闷、呕恶、嗳气。舌质红，苔黄腻，脉滑数，均为痰热之象。若痰热较盛，痰火上扰心神，则可彻夜不寐。大便不通为热邪伤津所致。故临床本证多见不寐头重，痰多胸闷，心烦，呕恶嗳气，口苦，目眩，或大便秘结，彻夜不寐，舌质红，苔黄腻，脉滑数。

## 17. 肝郁化火证失眠有哪些症状

答：肝为刚脏，内寄相火，郁久化火，火性上炎扰动心神，神不安宁以致失眠。多因长期忧思恼怒，易使肝失疏泄，肝气郁结，日久化火，上扰心神，则不寐而易怒。肝火偏旺，则急躁易怒。肝经循行胁肋，肝郁化火，热灼气阻，不通则痛，则胸闷胁痛。肝气横逆犯胃，肝木克制脾土，则不思饮食。肝郁化火乘胃，胃热燔灼津液，则口渴喜饮。火热上扰，则口苦、目赤、耳鸣。小便黄赤，舌质红，苔黄，脉弦数，均为肝火内扰之象。若肝郁化火，肝胆实热，肝阳上亢，则头晕目眩，头痛欲裂，彻夜不眠。热邪灼津，大便秘结。舌苔黄燥，脉弦滑数，皆实热内盛之象，为肝郁化火之重证。若肝郁化火，肝胆实热，肝阳上亢，则头晕目眩，头痛欲裂，彻夜不眠。热邪灼津，大便秘结，舌苔黄燥，脉弦滑数，皆实热内盛之象，为肝郁化火之重证。

## 18. 失眠虚证有哪些表现

答:《灵枢·邪客》云:“黄帝问于岐伯曰：夫邪气之客人也，或令人目不瞑不卧出者，何气使然……行于阳则阳气盛，阳气盛则阳跻满，不得入于阴，阴虚，故目不瞑。”首开因虚致失眠之先河。《难经·四十六难》云:“老人卧而不寐，少壮寐而不寤者，何也……老人血气衰，肌肉不滑，荣卫之道涩，故昼日不能精，夜不能寐也，故知老人不得寐也。”《金匮要略》云:“虚劳虚烦不得眠，酸枣仁汤主之。”《太平圣惠方》云:“夫胆虚不得睡者，是五脏虚邪之气干淫于心。”《证治要诀·虚损门》提出“年高人阳衰不寐”之论。《冯氏锦囊》亦提出:“壮年人肾阴强盛，则睡沉熟而长，老年人阴气衰弱，则睡轻微易知。”由此可见，虚证在不寐中发挥着重要作用。

不寐病位在心，与肝、脾、肾关系密切。《素问·灵兰秘典论》曰:“心者，君主之官，神明出焉。”《灵枢·本神》曰“肝藏血，血舍魂”“肾藏精，精舍志”。《类证治裁·不寐论治》曰:“思虑伤脾，脾血亏虚，经年不寐。”因心主神明，神安则寐，神不安则不寐。而阴阳气血之来源，由水谷精微所化，上奉于心，则心神得养；受藏于肝，则肝体柔和；统摄于脾，则生化不息；调节有度，化而为精，内藏于肾，肾精上承于心，心气下交于肾，则神志安宁。心脾两虚，气血不足，或由心胆气虚，或由心肾不交，水火不济，心神失养，神不安宁，发为不寐。

故不寐因虚而致失眠可分为心脾两虚、阴虚火旺、心胆气虚三型。心脾两虚型临床多见多梦易醒，心悸健忘，头晕目眩，肢倦神疲，饮食无味，面色少华，或脘闷纳呆，舌质淡，苔薄白，或苔滑腻；脉细弱，或濡滑。阴虚火旺型临床多见心烦不寐，心悸不安，头晕耳鸣，健忘，腰酸梦遗，五心烦热，口干津少，舌质红，少苔或无苔；脉细数。心胆气虚型临床多见不寐多梦，易于惊醒，胆怯恐惧，遇事易惊，心悸气短，倦怠，小便清长，或虚烦不寐，形体消瘦，面色㿠白，易疲劳，或不寐心悸，虚烦不安，头目眩晕，口干咽燥，舌质淡，苔薄白，或舌红；脉弦细，或弦弱。

## *19.* 失眠实证有哪些表现

答：失眠实证主要分为肝郁化火型及痰热内扰型。清·唐容川《血证论·卧寐》说：“肝病不寐者，肝藏魂，人寤则魂游于目，寐则魂返于肝。若阳浮于外，魂不入肝，则不寐，其证并不烦躁，清睡而不得寐，宜敛其阳魂，使入于肝。”《丹溪心法·六郁》提到：“气血冲和，万病不生，一有怫郁，诸病生焉，故人身诸病，多生于郁。”若情志不遂，肝失调达，气郁不舒化火，火性炎上，邪火扰动心神，神不安而不寐。故肝郁化火型临床常见不寐，急躁易怒，严重者彻夜不寐，胸闷胁痛，口渴喜饮，不思饮食，口苦而干，目赤耳鸣，小便黄赤，或头晕目眩，头痛欲裂，大便秘结，舌质红，苔黄，或苔黄燥；脉弦数，或弦滑数。痰热内扰型或因饮食失节，肠胃受损，宿食停滞，酿生痰热，壅遏于中，痰热上扰致胃气不和，升降失常，阳气浮越于外而不得安寐。即所谓《素问·逆调论》中“胃不和则卧不安”。清·张璐《张氏医通·不得卧》进一步阐述：“脉滑数有力不得卧，中有宿滞痰火，此为胃不和则卧不安也。”具体可见夜寐不安、脘腹胀痛、嗳酸、呃逆、便秘等，舌红，脉滑数。或七情所伤，肝气郁结不舒，脾失健运，聚湿成痰，致痰气互结，气机升降失常，则临床多见不易入眠，头晕目眩，精神忧郁，多疑，咽中如有物阻，吞之不下，咯之不出，伴嗳气，胸闷，体胖肢倦，腹胀不适，舌淡，苔白腻，脉弦滑。或脾胃虚弱，运化失职，肺津停滞为痰，痰湿蕴而化热，痰热内扰，心神不宁，临床多见不易入眠，甚则整夜不寐，心烦易怒，口苦目眩，脘腹痞闷，恶心嗳气，口黏多痰，纳少，舌尖边红，苔黄腻，脉弦。

## 20. 失眠的实证和虚证哪个治疗效果更好

答：不寐有虚有实，但虚证尤为多见。虚者难复，久虚又易致虚中夹实，治疗颇为棘手；虚性不寐各证之间又可相互转换，又可形成他疾。如心脾两虚日久不愈，可致心虚胆怯证不寐，其特点亦随之改变；心脾两虚病变日久，易致阴虚，阴虚不能制火，而形成阴虚火旺证不寐；阴虚火旺灼伤阴血，又易耗气，经滋阴降火治疗后，虚火之象不显，则易致心脾两虚证不寐。气血两虚经治疗后，不寐症状减轻，次症如心悸转化为主症，而成新疾。而实证不寐去除病因后，可改善患者的症状，病程短，易治愈。因此，治疗时应综合分析，针对本虚，应以补虚为主，佐以祛邪，配合养血安神之品。虚证不寐临证各有特点，心胆气虚者，时易惊醒，神魂不安，处事多虑而不能决断；心脾两虚者，难以入寐而易早醒；阴虚火旺者，睡中多梦。

## 21.“胃不和则卧不安”是什么意思

答：“胃不和则卧不安”最早见于《黄帝内经》。《素问·逆调论》曰：“帝曰：人有逆气不得卧而息有音者……皆何脏使然？愿闻其故。岐伯曰：不得卧而息有音者，是阳明之逆也，足三阳者下行，今逆而上行，故息有音也。阳明者胃脉也，胃者六腑之海，其气亦下行。阳明逆不得从其道，故不得卧也。《下经》曰胃不和则卧不安。此之谓也。”说明了脾胃与睡眠的关系。脾胃气机正常才能化生水谷精微充养营卫，使营卫“营周不休”“阴阳相贯，如环无端”而昼精夜瞑。脾胃居中焦之地，胃主受纳腐熟水谷，行其下降之令，脾主消化吸收，输布精微，行其升清之职，脏腑相合，升降相因，气血得以生化，精神得以安顺。斡旋脏腑阴阳气机，若脾胃不和则中焦升降失司，枢纽废弛，百病自生。《伤寒论》第 71 条云：“太阳病，发汗后，大汗出，胃中干，烦躁不得眠，欲得饮水者，少少与饮之，令胃气和则愈。”饮食不知节制，肠胃必受损伤，宿食积滞，壅遏于中焦，胃气不降，故逆行于上。脾胃为气机升降之枢纽，脾胃伤则清气不升，浊气不降，浊气逆心，故神不安而不寐。或饮食不节，亦可脾胃不和，津液不能输布四肢肌肉，心脾气血两虚，心神失养，而见心神不宁之不寐之症。此为虚证，脾胃受损，运化失司，宿食停滞，积湿生痰，痰湿中阻，阻碍阳入阴之道路，而见不寐。“胃不和则卧不安”，名曰“胃”，实则包括阳明经、脾胃、大小肠。《灵枢·本输》曰：“大肠属上，小肠属下，足阳明胃脉也。大肠、小肠皆属于胃，是足阳明经也。”脾主升清，胃主降浊，为气机升降之枢纽；脾胃运化腐熟水谷，为气血生化之源，为人体功能活动提供物质基础。凡食积内停，胃失和降；脾胃亏虚，气血乏源；胃阴不足，阳气失和等均可引起气机不利，脾胃失和，而卧不安寐。

## 22. 女性失眠与“肝”有什么关系

答：中医认为肝主血液之贮藏调节，目得其养而视明。肝又司全身筋骨关节之屈伸，其性刚强，喜条达而恶抑郁，凡精神情志功能之调节，与肝气有密切关系。女性失眠与“肝”关系密切。古人说“女子以肝为先天”。女子容易出现肝的实证和虚证，导致失眠的发生。

肝为刚脏，主藏血，体阴而用阳，由于情志所伤，致肝气不得疏泄，郁而化火，火动则阳失潜藏，阳亢则风自内生，风火相煽，上升颠顶，或横窜经络，以致血不归藏，随气火而并走于上，易于出现失眠不宁等症状。

## 23. 失眠与“梦”有什么关系

答：梦常与睡眠相伴，古人对梦学的研究也由来已久，梦对睡眠有双向调节的作用，美梦可使人心情愉悦，噩梦可使人心神不安。失眠患者常常出现难以入眠，入眠后又常伴梦寐不安，噩梦纷纭，易惊易醒，醒后疲惫异常，亦有患者常年为相似梦境所困，夜难安眠。

《黄帝内经》认为梦的形成与躯体的阴阳盛衰、脏腑虚实、五行、六淫、七情有关，并认为梦与魂魄的所在有一定关系。如《灵枢·淫邪发梦》曰："正邪从外袭内，而未有定舍，反淫于脏，不得定处，与营卫俱行，而与魂魄飞扬，使人卧不得安而喜梦。"《素问·方盛衰论》曰："是以少气之厥，令人妄梦。"对于阴阳盛衰、脏腑虚实引起之梦象，《灵枢·淫邪发梦》曰："阴气盛，则梦涉大水而恐惧；阳气盛，则梦大火而燔焫；阴阳俱盛，则梦相杀。"《素问·方盛衰论》曰："心气虚，则梦救火阳物，得其时则梦燔灼。"梦的性质在一定程度上反映了脏腑的机能状态。五志：心在志为喜，肺在志为悲，肝在志为怒，肾在志为恐，脾在志为思。梦亦与五脏相关，《灵枢·淫邪发梦》曰："肝气盛则梦怒，肺气盛则梦恐惧、哭泣、飞扬，心气盛则梦善笑、恐畏，脾气盛则梦歌乐、身体重不举，肾气盛则梦腰脊两解不属。"说明了五脏虚损与梦的关系。对于梦与魂魄所在的关系，《灵枢·本神》曰"两精相搏谓之神，随神往来者谓之魂，并精而出入者谓之魄"，说明了魂魄与神的关系，神不守舍，则魂魄飞扬而不得卧，卧则噩梦纷纭。

此外，《黄帝内经》中还有关于寄生虫病梦兆的记载。《素问·脉要精微论》曰："短虫多则梦聚众，长虫多则梦相击毁伤。"梦还与人体的病理状态相关，如《素问·脉要精微论》所云"是知阴盛则梦涉大水恐惧，阳盛则梦大火燔灼，阴阳俱盛则梦相杀毁伤；上盛则梦飞，下盛则梦堕"。说明了阴阳盛衰与梦的关系。可以说，《黄帝内经》探讨的梦属于病梦一类，即经常出现的、内容常与人体脏腑功能以及客邪所处部位联系密切的梦。病梦的产生与五脏气血阴阳的失和、情志变化的过与不及、六淫邪气的侵袭等因素密切相关，故可以根据《黄帝内经》中的阴阳五行、脏腑经络、营卫气血学说来对梦进行解析，结合藏象理论，以此来推导出病梦与脏腑气血阴阳的关系，从而对梦进行辨证，对疾病的诊断也有作用。

## 24. 心主神明学说如何解释失眠

答：《灵枢·邪客》曰："心者，五脏六腑之大主也，精神之所舍也。"心主神明，统摄协调五脏，主持精神意识和思维活动。神充则身强壮，神衰则身虚弱。神的活动，随自然界阴阳消长而规律性变化。白天属阳，阳主动，故神营运于外，人寤而活动；夜晚属阴，阴主静，故神归其舍，内藏于五脏，人寐卧而得以安息。《血证论》曰："寐者，神返舍，息归根之谓也。"又曰："肝藏魂，人寤则魂游于目，寐则魂返于肝。"神安静守舍则能寐，若神不能安其舍，游荡飞扬，则会出现不寐、多梦等睡眠障碍病症。

神主睡眠说，认为睡眠和醒觉是由神的活动来主宰，神统摄于心，关乎五脏，也就是说睡眠和人体整体的功能活动状态有关。现代睡眠学认为，人的睡眠－觉醒中枢在大脑，睡眠时神经系统、循环系统、内分泌系统、肌肉和各种神经反射活动等均有明显的改变。然而失眠的机制尚未完全阐明，神主睡眠学说的整体睡眠观，为医学开辟了广泛的研究领域。

## 25. 失眠与"痰"有什么关系

答：《证治要诀》曰："不寐有二种，有病后虚弱及年高人阳衰不寐，有痰在胆经，神不归舍，亦令不寐。虚者六君子汤……

痰者宜温胆汤……下青灵丹。”认为失眠是年老和痰作祟，倡导化痰治疗失眠。《古今医统大全·不寐候》详细分析了不寐的病因病机为：“痰火扰乱，心神不宁，思虑过伤，火炽痰郁，而致不眠者多矣。有因肾水不足，其阴不升而心阳独亢，亦不得眠。有脾倦火郁，夜卧遂不疏散，每至五更随气上升而发躁，便不成寐，此宜快脾发郁、清痰抑火之法也。”

## 26. 瘀血会导致失眠吗

答：有学者认为，顽固性失眠可由“瘀血内阻，心神失养”所致。其遵循“人之一身，不离乎气血，凡病经多日，治疗不愈，须当为之调血”（《普济方》），“一切不治之证，总由不善祛瘀之故”（《血证论》），“夜不能睡，用安神养血药不效者，此方若神”（《医林改错》），认为顽固性失眠郁久成瘀，瘀血阻络，血流缓慢，且瘀血久而化热、化火，灼伤阴液，使阴液亏乏，心失所养，则阴不敛阳，神不守舍而致失眠，治疗宜用活血化瘀的血府逐瘀汤，结合辨证随证加味，临床治疗失眠效果良好。

## 27. 中医如何看待老年人失眠

答：《灵枢·营卫生会》曰：“老人之不夜瞑者，何气使然？少壮之人，不昼瞑者何气使然？岐伯答曰：壮者之气血盛，其肌肉滑，气道通，营卫之行，不失其常，故昼精而夜瞑，老者之气血衰，其肌肉枯，气道涩，五脏之气相搏，其营气衰少，而卫气内伐，故昼不精，夜不瞑。”讲述了老年人失眠是由于老年人气血衰少，肌肉枯瘦，营卫运行不正常，所以白天精神不振，晚上就不能熟睡。

## 28. 气候变化与失眠有关吗

答：睡眠现象与自然界时令变换息息相关，时令变化异常与外感六淫均可使脏腑功能紊乱，气血、阴阳失调，而致不寐。六淫之中风邪、火（热）邪致病居多。风邪、火（热）邪致病，特别是在各种温热病过程中，最易扰乱心神，出现失眠、多梦、烦躁不安。

## 29. 长期失眠易导致哪些疾病

答：（1）长期失眠会对脑垂体分泌生长激素产生影响，易对生长发育造成不良影响，尤其是儿童及青少年。

（2）睡眠长期不足，易使神经内分泌系统的应激调控系统被激活，发生调节紊乱，导致免疫功能明显降低，易患上呼吸道感染，反复感冒，对机体健康产生不良影响。

（3）经常夜间睡觉紊乱，会使血压升高。有报道称如果每晚只睡 4 个小时，其胰岛素的分泌量会减少，导致糖耐量降低；而连续一周出现失眠，可以使健康人出现糖尿病的前驱症状。睡眠时间严重不足，还可导致胰岛素抵抗，造成肥胖等不良后果。

（4）长期睡眠不足，会加速血管硬化，使血管管径变窄，严重影响脏器供血，增加心脏负担，易诱发心脑血管疾病。

（5）长期的失眠，还可能诱发一系列心身疾病，如出现消瘦、心动过速、腹泻、便秘、血压升高、消化道溃疡、焦虑、抑郁、性功能障碍等，甚至可引起自杀等不良事件。

## 30. 长期失眠会加重衰老吗

答：人类衰老的直接原因取决于三个方面：遗传因素、环境因素、生活方式与疾病。人的生命都要经历发育、成熟、衰老各个阶段，具有一定的规律性。由于人体受到遗传、环境、有害因素的影响程度不同，因而人与人之间衰老的进程可以不同，这就是个体差异性。

生活方式，如睡眠、饮食、习惯等，直接影响着人们的健康。有研究表明，睡眠不足可导致人提早衰老。长期睡眠不足会影响人的新陈代谢、激素水平、血糖等，出现代谢异常、皮质醇增多、糖耐量异常、记忆力减退等，引起人的早衰。所以，充足的睡眠是防止早衰的一个重要方法。

中医学认为，人体的生长、发育、衰老与脏腑功能和经络气血的盛衰关系密切。尤其以肾为重要，肾的生理功能为主藏精，为生殖发育之源；古人称“肾为先天之本”，实为生命之根。当肾阴、肾阳功能减退，阴阳失去平衡，均会导致和加快衰老，表现为精神不振、健忘、形寒肢冷、纳差少眠、腰膝无力、发脱齿摇、气短乏力，甚则面浮肿等。因而，防止衰老应固肾养精，顺应自然。

## 31. 预防失眠的方法有哪些

答：疾病治疗，预防为主。对待失眠，我们应该把预防放在首位。中医认为“不治已病治未病”，这是“预防为主”战略的最早体现，包括未病先防、已病防变、已变防渐等多个方面的内容。它要求人们不但要治病，而且要防病，不但要防病，而且要注意阻挡病变发生的趋势，并在病变未产生之前就想好能够采用的救急方法，这样才能掌握疾病治疗的主动权。

预防失眠要注意以下方面：

（1）工作生活保持规律性：保持规律的工作生活习惯能让我们做事有条有理，身心放松，易于入睡。

（2）良好的作息规律：作息规律，早睡早起，不要熬夜，不宜晚上饮浓茶、咖啡提神以继续工作。长此以往，使人体的生物钟紊乱，出现失眠。

（3）保持良好心态，避免精神高度紧张：精神高度紧张容易引起很多疾病的发生，所以要保持良好的心态。每个人要根据自身特点，安排工作、学习，期望值不要过高。这样对睡眠会有意想不到的效果。

（4）适当运动：每天适当地做些运动，如散步、慢跑、打太极拳等，这样有利于精神放松，增加脑的供血供氧，使人的睡眠中枢工作正常，入睡顺利。

（5）饮食要合理：饮食搭配合理，营养全面，晚饭不宜过饱，且以吃清淡、易消化的食物为好。

（6）睡前卫生利于睡眠：洗漱卫生，能增加睡眠的舒适度。每晚用温水泡脚 10 分钟，并用手按摩脚以促进血液循环，可促进睡眠。

（7）消除躯体不适：针对疼痛、咳嗽、皮肤瘙痒等症状进行病因或对症治疗，消除这些症状，睡眠才有保障。

## 32. 中医体质观与睡眠有什么关系

答：有学者依据王琦教授提出的体质九分法（把人体体质分为九种类型——平和质、阴虚质、阳虚质、痰湿质、湿热质、气虚质、气郁质、瘀血质、特禀质），对原发性失眠者的体质类型进行统计后发现：以气滞质（28.7%）、阳虚质（18.3%）、湿热质（15.7%）、气虚质（13.0%）较多见，而平和质、阴虚质、瘀血质、痰湿质和特禀质只占24.3%。并且认为原发性失眠患者的体质类型中以气滞质、气虚质为多见，可能与大部分城市患者长期处于紧张的工作生活压力之下，形成气滞质的体质有关；还可能是先天禀赋不足，后天调护不当而形成气虚质。而随后其又对失眠者的其他一些特质进行统计后发现，失眠程度、抑郁状态、焦虑状态、焦虑特质、A型行为及其因子行为相关强度较高，相互之间的关系密切，互相影响。平和质的体质相对不易患失眠，不易伴随抑郁、焦虑、A型行为。气滞质相对容易伴随失眠、抑郁、状态焦虑、特质焦虑、A型行为及容易出现“敌对性”人格行为。湿热质相对容易伴随失眠、特质焦虑、A型行为，也容易出现“敌对性”人格行为。并且认为中医的恼怒伤肝，肝郁化火所导致的失眠与西医的失眠伴焦虑的表现十分类似，均有烦躁不安，急躁易怒，入睡困难等；惊恐伤神，心虚胆怯所致的失眠表现则与西医的焦虑－抑郁状态表现类似；思虑伤脾，心血不足之失眠表现与西医的失眠伴抑郁状态表现相似。

## 33. 脑力劳动者为什么容易睡眠不好

答：脑力劳动者一般从事的职业比较紧张，压力相对较大，工作内容繁杂，生活不规律等，如教师、医护工作者、公司职员、科研人员等。这类人容易出现失眠等睡眠障碍。

脑力劳动者生活工作紧张，长期过度用脑，精神易于紧张，神经处于兴奋状态，长此以往，脑神经一直处于高负荷状态，不能得到休息与抑制，因而出现失眠。另外，脑力劳动者生活无规律，容易患消化道疾病、代谢性疾病、心理性疾病等，出现躯体不适，而影响睡眠出现睡眠障碍。

综上，脑力劳动者应该加强体质锻炼，合理规划学习生活，调节情绪，从而达到身心健康，睡眠良好，以利于更好地工作学习生活。

## 34. 性生活影响睡眠吗

答：事实证明，性生活不佳是很多人失眠的重要原因。正常性生活有助睡眠，爱抚和性爱都能释放促进睡眠的内啡肽，让夫妻在一番嬉戏后，迅速进入甜美的梦乡。性爱可以有效抑制焦躁情绪，因为伴侣之间缓慢、轻柔的爱抚，可以让人平静下来，忘却忧愁，缓解压力。遇到烦心事，与其大叫大喊，还不如通过性爱来释放。美国的一些心理学家都将美满的性，视为摆脱压力的最好方法之一。完美和谐的性生活可促进睡眠，一次完好的性生活可以放松机体，愉悦心灵，尤其对女性特别重要。

不过，性生活应适度，中医认为房劳过度而伤及肾精，致心肾阴虚，水火不济而成不寐、心悸等。

## 35. 中医认为失眠的病位在哪儿，与哪些脏腑有关

答：不寐病位主要在心，与肝、脾、肾、胆、胃的气血阴阳

失调有关。急躁易怒而失眠，多为肝火内扰；脘闷苔腻而失眠，多为胃腑宿食，痰浊内盛；心烦心悸，头晕健忘而失眠，多为阴虚火旺，心肾不交；面色少华，肢倦神疲而失眠，多为脾虚不运，心神失养。在临床上，我们一定要把握失眠的虚实及相关脏腑，才能正确地辨证施治。

## （二）西医基础

扫码听书

### 36. 人为什么需要睡眠，睡眠的生理作用是什么

答：人的一生将近有1/3时间是在睡眠中度过。每天24小时，人的睡眠要用去8小时。可见，睡眠是人们不可缺少的、十分重要的生理现象。有人通过实验证实，正常成年人如果持续60小时以上不睡，会表现为反应迟钝，记忆困难，甚至出现耳鸣、复视等；如果持续100小时不睡，会出现神志不清、幻觉与幻想等严重精神障碍。无数事实证明，在维持人的正常生命与生活过程中，像不断摄取营养一样，睡眠也是不可缺少的。通过摄取食物（营养），人可以从外界获取营养，来补充维持生命的物质与能量的消耗。睡眠的作用在于：

（1）通过睡眠使大脑得到充分休息，提高人的体力。因为在睡眠状态下，部分大脑细胞停止兴奋，耗氧量减少，有利于大脑细胞的能量储存。

（2）可以消除疲劳，恢复体力。睡眠时人体内若干相应脏器合成并制造大量能量物质，以补充白天的丢失，同时睡眠时能量的消耗减少，可使体力得以恢复。

（3）增强机体免疫力，提高抗病能力。在睡眠时机体内的细胞会制造出一种“胞壁酸”的化学物质，可以提高机体免疫力。

（4）近年来的研究表明，大脑在睡眠过程中还可以对白天获取的各种信息进行加工与整理，这个过程是主动的，很像计算机进行磁盘整理以提高运算速度的过程。也就是说，通过睡眠过程，可以使大脑中的信息得以整理、规范、排序、提高，以便更加精力充沛地去完成次日的工作及学习。

（5）对儿童和青少年来说，睡眠可以促进生长。实验研究证明，人在慢波睡眠期，垂体前叶分泌的生长激素与觉醒状态相比明显增多；有人曾经对睡眠时期和不睡眠时期的成长速度进行比较，发现有 3 倍之差。

（6）有利于美容。因为在睡眠过程中，皮肤毛细血管循环增多，代谢增强，可以促进皮肤再生。此外，在快速动眼睡眠期，脑内蛋白质合成加快，与幼儿神经系统的成熟密切相关。在快速动眼睡眠期，有利于建立新的突触联系，从而促进了记忆活动。

## 37. 睡眠是一个什么样的过程

答：睡眠是一个有序的、动态变化的过程。目前根据多导睡眠记录仪描记的生物电、行为及生理功能等多项指标的不同参数，我们将睡眠分为两种不同的状态，即非快速眼动（non-rapid eye movement，NREM）睡眠和快速眼动（rapid eye movement，REM）睡眠。对于健康人，这两种睡眠状态有秩序地连接在一起形成睡眠周期，并且这些有秩序的状态变化在 24 小时的周期中定时出现。健康成人每个夜晚的睡眠要经过几个 NREM 睡眠与

REM 睡眠的交替。

（1）NREM 睡眠：又称慢波睡眠（slow wave sleep，SWS）或同步化睡眠或正相睡眠。此期睡眠状态的特点为，脑电波呈现同步化慢波的时相。在此睡眠阶段，眼球呈静止状态，呼吸、脉搏均匀，面部无肌肉活动。本期睡眠又可分为思睡、浅睡、中睡和深睡 4 个阶段，总共需要时间为 70 ～ 100 分钟。研究表明，NREM 睡眠期间，生长激素分泌明显增多，有助于促进生长和体力恢复。

（2）REM 睡眠：又称快波睡眠、去同步睡眠、异相睡眠。发生在深睡眠期之后，此期睡眠为脑电波呈现出同步化快波时相。在此睡眠阶段，眼球出现快速运动，血压和心率升高，呼吸加快而不规则，体温升高，还可发生部分躯体抽动、阴茎或阴蒂勃起等。此时脑活动与清醒时相仿，但是肌肉呈现出完全松弛状态。这一睡眠阶段总共需要时间为 10 ～ 30 分钟。REM 睡眠时期是做梦的主要时期，若在本期睡眠中被唤醒，会有 74% ～ 95% 的人自述正在做梦，并且对梦的内容可以具体而生动地回忆起来。有人观察了 191 名睡眠者，在 REM 睡眠期唤醒后，有 152 名说正在做梦，占 80% 左右。而在 160 名 NREM 睡眠期被唤醒者中，说正在做梦的只有 11 名，占 7%。可见做梦一般多是在 REM 睡眠期，这也是 REM 睡眠的特征之一。需要指出的是，REM 睡眠期可以引起某些疾病在夜间发作，如心绞痛、哮喘、脑卒中等。特别是在 REM 睡眠期的梦中情绪激动，伴有呼吸加快、血压升高、心率加快，更容易导致心脏病发作。并且，REM 睡眠期间，脑内蛋白合成加快。由此认为，REM 睡眠与幼儿神经系统发育成熟、增进记忆和促进精力恢复都有关系，是全身心的休息。

另外，NREM 睡眠能使人得到充分休息，体力得到恢复。而处于 REM 睡眠时，如被唤醒则感到极度疲乏，甚至出现神经官能症的症状。

## 38. 什么是正常的睡眠

答：正常的睡眠是人们身心的一个休息过程，它能使人消除疲劳，恢复体力，从而继续工作、学习、生活。一般成人每天平均能睡 6～8 个小时，且醒后无疲劳感，精神状态好，精力充沛，能进行正常的工作生活就视为正常。睡眠占到人生 1/3 的时间，是维护机体健康以及中枢神经系统正常功能必不可少的生理过程。

不同年龄的人需要的睡眠时间不同，这与人的性格及习惯、健康状况、劳动强度、工作生活环境等有关。儿童睡眠时间相对较长，随着年龄的增长，人的所需睡眠时间减少，老年人每天平均睡眠时间 6 小时即为正常。

## 39. 正常成年人的睡眠周期有哪些特点

答：正常成年人的睡眠周期具有以下特点：①每次睡眠都是从 NREM 睡眠开始。② NREM 睡眠和 REM 睡眠以 90 分钟的周期交替出现。③慢波睡眠在夜间睡眠开始的前半期占优势，REM 睡眠在夜间睡眠的后半期占优势。④在夜间睡眠中醒觉通常不超过夜间总睡眠时间的 5%。⑤ REM 睡眠占睡眠时间的 20%～25%。⑥ NREM 睡眠的第Ⅰ期占睡眠时间的 2%～5%，第Ⅱ期占 45%～55%，第Ⅲ期占 3%～8%，第Ⅳ期占 10%～15%。

## 40. 什么是睡眠障碍

答：睡眠障碍，是由于各种原因引起的人体睡眠和觉醒机制失常，从而造成以睡眠不足或睡眠过多为主要表现的一系列与睡眠和觉醒状态有关的疾病。睡眠障碍是一类非常复杂的疾病，不仅临床表现多样，而且病因病理更是各异。其本身可诱发或引起机体产生多种疾病，如糖尿病、高血压、心脑血管病等；而机体各个系统的疾病也可并发或伴发睡眠障碍，如失眠、过度睡眠及异常睡眠行为等。

## 41. 睡眠障碍包括哪几类疾病

答：睡眠障碍包括一系列疾病，根据“睡眠障碍国际分类”，并结合各种睡眠障碍的病理生理学特点，以及睡眠障碍的不同临床表现及伴随症状，将睡眠障碍大致概括为十几类。包括内源性睡眠障碍、外源性睡眠障碍、昼夜节奏失调性睡眠障碍、睡眠期的觉醒障碍、睡眠觉醒转换障碍、快速眼动睡眠相关性睡眠障碍、睡眠期其他形式的睡眠障碍、精神疾病与睡眠障碍、神经系统疾病与睡眠障碍、其他躯体疾病与睡眠障碍、可能的睡眠障碍等。

## 42. 什么是失眠

答：失眠是最常见的一种睡眠障碍，一般人都有过失眠经历。失眠通常指患者对睡眠时间和（或）质量不满足并影响日间社会功能的一种主观体验。失眠表现为入睡困难（入睡时间超过30分钟）、睡眠维持障碍（整夜觉醒次数≥2次）、早醒、睡眠质量下降和总睡眠时间减少（通常少于6小时），同时伴有日间功能障碍。失眠根据病程分为：急性失眠（病程＜1个月），亚急性失眠（病程≥1个月，＜6个月）和慢性失眠（病程≥6个月）。失眠按病因可以划分为原发性和继发性两类。原发性失眠通常缺少明确病因，或在排除可能引起失眠的病因后仍遗留失眠症状，主要包括心理生理性失眠、特发性失眠和主观性失眠3种类型。原发性失眠的诊断缺乏特异性指标，主要是一种排除性诊断。当可能引起失眠的病因被排除或治愈以后，仍遗留失眠症状时即可考虑为原发性失眠。继发性失眠包括由于躯体疾病、精神障碍、药物滥用等引起的失眠，以及与睡眠呼吸紊乱、睡眠运动障碍等相关的失眠。

## 43. 失眠的危害有哪些

答：失眠会对人体的躯体及精神心理造成不同程度的危害。尤其长期失眠对于人体造成的伤害极大，人们如果出现失眠症状而不及时治疗，会引发多种并发症，严重影响患者的身心健康。所以，对于失眠要及早诊治，合理治疗。

失眠的危害主要有：

（1）失眠会影响人们的正常学习与生活，导致患者白天精神萎靡、乏力，头昏脑涨、头痛耳鸣、身心疲惫、注意力不集中，引起紧张、易怒、烦闷、抑郁、情绪不稳等情况，严重者会导致记忆力减退、思维能力下降、神经衰弱等。

（2）失眠会影响身心的正常发育，尤其对于儿童。睡眠质量下降，导致孩子生长发育迟缓、学习能力低下，出现精神心理疾患等情况。

（3）长期失眠会引起大脑皮层功能失调，出现自主神经功能紊乱；会造成大脑供氧供血不足，可诱发焦虑症、抑郁症、狂躁症、神经官能症及精神病等疾患。

（4）失眠会对人的社会活动造成很大危害，如对于睡眠的担心与恐慌，人会变得敏感、多疑、易怒，缺乏自信心，对自身评价不足，这些势必影响其在家庭和工作中各方面的人际关系，从而产生孤独感、挫败感，与周围人群相处不融洽，严重者还会产生悲观、厌世的心理。

（5）长期失眠还会诱发某些潜在疾病，如心脏病、高血压、高脂血症、胃及十二指肠溃疡、脑萎缩、脑动脉硬化、老年性痴呆等病症。

总之，失眠会对人们的工作、学习和生活产生不良影响；长期失眠还会使人体免疫力下降，降低了对疾病的抵抗力，引发多种潜在疾病；进而导致人们生活质量下降，身心交病，备受困扰。

## 44. 失眠的病因有哪些

答：失眠的病因相当广泛，包括内源性、外源性、昼夜节律性、精神神经性及其他躯体性疾病所致等。具体有：个体易感素质改变，基因遗传变化，心理行为障碍，睡眠习惯不良，内外环境因素影响，多种神经、精神和躯体性疾病，醒－眠节律失调，兴奋中枢的药物及某些药物的副作用，其他物质如咖啡因和乙醇的依赖，女性和老年期特殊病理生理过程和由睡眠疾病而导致的失眠，如睡眠呼吸暂停综合征、夜间周期性肢动症等。总之是由于脑部产生正常睡眠的部位、功能或器质性发生异常，造成睡眠的结构及进程出现紊乱而起。

## 45. 如何诊断失眠

答：依据“2010年中国成人失眠诊断与治疗指南”，失眠的诊断必须符合以下条件：

（1）存在以下症状之一：入睡困难、睡眠维持障碍、早醒、睡眠质量下降或日常睡眠晨醒后无恢复感（non-restorative sleep）。

（2）在有条件睡眠且环境适合睡眠的情况下仍然出现上述症状。

（3）患者主诉至少下述一种与睡眠相关的日间功能损害：①疲劳或全身不适；②注意力、注意维持能力或记忆力减退；③学习、工作和（或）社交能力下降；④情绪波动或易激惹；⑤日间思睡；⑥兴趣、精力减退；⑦驾驶过程中错误倾向增加；⑧紧张、头痛、头晕，或与睡眠缺失有关的其他躯体症状；⑨对睡眠过度关注。

## 46. 失眠的临床表现有哪些

答：失眠的临床表现多样，主要有下列表现：

（1）轻者入睡困难或睡而易醒，醒后不寐，重者彻夜难眠。

（2）常伴有头痛头昏、心悸健忘、神疲乏力、心神不宁、多梦等不适。

（3）患者易疲劳，记忆力下降，注意力难以集中，对外界声光过于敏感，头脑昏沉困倦。

（4）常有情绪紧张，自感生活压力较大，把工作和学习作为一种负担，自我控制力减弱，容易激惹，遇事急躁易怒，对生活中每件事都感到烦恼，不如意，自感力不从心，常伴焦虑、担忧感。

（5）长时间的失眠会导致神经衰弱和抑郁症，而神经衰弱患者的病症又会加重失眠。引起人的疲劳感、不安、全身不适、无精打采、反应迟缓、头痛、记忆力不集中，严重的会出现精神症状和抑郁焦虑障碍。

（6）失眠者通常伴有躯体不适，常见肌肉紧张性疼痛及自主神经功能紊乱等症状。肌肉紧张性疼痛表现为腰背部、四肢及全身肌肉酸痛，并有头疼、头昏、头胀感。自主神经功能紊乱表现为心慌、气短、胸闷、腹胀、腹泻、便秘，甚则阳痿、早泄、月经失调等消化泌尿系统症状，以及皮肤潮热、多汗、手脚发凉等诸多不适症状。

## 47. 失眠和哪些因素有关

答：失眠与个体、环境、习惯等有关，如下一些因素容易导致失眠症状：

（1）生活不规律：人体昼夜节律周期如果被破坏，则不可避免地会影响睡眠－觉醒规律，造成失眠。其中包括时差变化综合征、倒班工作睡眠障碍，其直接的后果是出现思睡或嗜睡，并对中枢神经系统、自主神经系统等方面造成严重的损害。

（2）家族失眠病史：特别是致死性家族性失眠症、遗尿等。遗尿可增加其他睡眠问题的发生率，遗尿越严重，其他睡眠问题也越多。现有研究发现遗尿与遗传有密切关系。

（3）环境原因：睡眠障碍与睡眠环境（如强光、噪音、温度异常）密切相关，较差的睡眠环境是引起睡眠障碍的最直接原因。噪音会引起体内儿茶酚胺分泌量增加，长期居住在嘈杂或室温不合的环境中，可导致大脑兴奋灶增强，加重睡眠障碍。生活环境不良是儿童睡眠障碍的重要原因，它常和家庭社会经济状况低下有关。不良的教育方式，如简单粗暴的抚育模式，是影响儿童睡眠质量的重要心理社会因素。不良的生活行为中，以睡前饮茶、吸烟和喝咖啡对睡眠的影响最为常见。睡前喝大量水引起夜尿次数增加，睡前喝浓茶、饮咖啡类饮料、吸烟等可引起中枢神经系统兴奋而影响睡眠。过度的夜生活、熬夜工作，易搅乱正常的“生物钟”作息规律，造成睡眠障碍。

（4）躯体疾病原因：任何躯体不适均有可能导致睡眠障碍。可能引起睡眠障碍的各个系统疾病包括循环系统的冠心病，消化系统的肠炎、溃疡病，呼吸系统的肺气肿，中枢神经系统的脑外伤、脑梗死等。有研究表明，内科疾患中约有 70% 的患者诉说有睡眠障碍。其原因来自两个方面，一是由于疾病本身的折磨，如疼痛、咳嗽、呼吸困难、发热、皮肤瘙痒、被动体位、活动受限等；另一方面是疾病损害了与睡眠有关的中枢特定部位，使神经内分泌免疫网络、颅内血液循环失衡；加之患者家庭、社会、生理、病后心理、病区环境、医护关系等诸多因素导致心理平衡障碍影响睡眠。特别是脑卒中、帕金森综合征、痴呆、脑变性病、癫痫等患者，失眠更加常见。

（5）精神原因：如考试前夕的入睡困难，相思、离别的失眠，剧烈生活事件刺激造成的睡眠障碍等。剧烈生活事件刺激易导致创伤后应激障碍（PTSD），也会出现失眠症状。有的人因失眠而过分紧张，造成心理负担，以至形成“失眠神经症”或“失眠恐惧症”，从而使心理负担更加沉重。另外，如神经症、抑郁症、精神分裂症以及某些人格障碍等，失眠更为常见。

（6）药物原因：苯二氮䓬类（Bz）、抗抑郁药、抗精神病药物、中枢兴奋药、抗帕金森病药、降压药等，可引起失眠的发生。

## 48. 容易引起失眠的药物有哪些

答：引起失眠的主要药物包括：

（1）苯二氮䓬类（Bz）：如地西泮（安定片）、阿普唑仑、氯硝西泮等，用于治疗失眠，但由于突然停药，血药浓度急剧下降或消失，引起中枢神经系统抑制机能障碍而出现反跳性失眠。另有认为，由于神经系统感受器对药物产生了强烈的耐受性而对剂量的依赖增大。但有报告发现，即使增大药物剂量也未能获效的患者同样可产生反跳性失眠。因此过量使用或盲目增加睡前药量均有引起反跳性失眠的危险。

（2）抗抑郁药：特别是三环类抗抑郁药，不仅可引起困倦，还可抑制 REM 睡眠。据 Schlauch 和 Albala 等报告，丙咪嗪、麦普替林可使睡眠向觉醒过渡期产生视、触、听幻觉。虽然这类案例较少，但也应引起重视。三唑酮、阿米替林具有镇静作用，然而有报告指出，抑郁症患者每晚服用三唑酮 50mg 时产生了恶梦体验。单胺氧化酶抑制剂（MAOI）如反苯环丙胺、苯乙肼、闷可乐等，均有引起失眠的作用。

（3）抗精神病药物：镇静作用是抗精神病药物的主要副反应，因抗精神病药物引起恶梦的报告也屡见不鲜。在服用氯丙嗪的患者中，约 20% 的患者夜间恶梦频繁。若扩大到整个抗精神病药物治疗的精神分裂症患者，50% ～ 70% 的患者诉述有被体罚或死亡的梦境体验。一般认为，抗精神病药或抗抑郁药引起的恶梦、梦游、反跳性失眠等，选用氯硝安定治疗有较好的效果。

（4）中枢兴奋药：咖啡因、盐酸麻黄碱、苯哌啶醋酸甲酯等中枢兴奋药可使入睡潜伏期延长，觉醒次数增加。众所周知，咖啡因的戒断症状主要为困倦无力，但在习惯饮用咖啡者中也可产生类似现象。

（5）抗帕金森病药：左旋多巴是目前治疗帕金森病的主要药物。Nausieda 等曾对 200 例服用左旋多巴患者进行调查，结果表明该药引起的各种睡眠障碍发生率为 74%，并推测其产生的机理可能与作用于 5–HT 有关。有报告还认为，金刚胺也可引起睡眠障碍的发生。

（6）降压药：一般来说，降压药均可引起失眠，其中以 β 受体阻滞剂的研究较多，而产生视幻觉者为 0.92%。Mlonti 认为，脂溶性越高，越易进入脑内，与 5–HT 受体亲和力越强的 β 受体阻滞药（如心得安、心得舒、心得静等），越易引起觉醒时间延长，REM 睡眠缩短，所以提示睡眠障碍的机理可能与 5–HT 受体有关，并认为 β 受体阻滞药有减少夜间褪黑素分泌量，进而影响睡眠的作用。

（7）其他：钙通道拮抗药氟桂嗪（flunarizine）具有较好的促脑循环作用，也是一种被公认为副反应较少的药物。然而有学者发现，该药在使用 10mg/ 日时，失眠、易醒的出现率为 3.4%，有 2 例还产生了恶梦与听幻觉。麻醉药对手术患者也可引起睡眠障碍，Lehmkuhl 等发现无论哪种麻醉方法都能使 NREM 睡眠第 3、4 期缩短，而老年患者则更为显著。当用脑电描记老年患者的整夜睡眠时，发现有 41.1% 的患者处于觉醒状态。由此认为，术后患者的睡眠障碍不仅与重点护理有关，还与手术及麻醉药的影响有关。

## 49. 老年人失眠是正常现象吗

答：老年人失眠并非一种正常现象，临床上认为老年人失眠是指发生在老年时期（60 岁以上）的入睡困难和睡眠维持障碍。睡眠障碍是造成老年人身心疾病的重要因素之一，随着增龄及人口老龄化，此类问题越显突出。在美国，65 岁以上老年人群中，半数存在着各种睡眠障碍问题。早在 1978 年，美国就着手老年人睡眠障碍的流行病学调查，以及诊断和治疗问题的研究。导致老年人睡眠障碍的原因，可以是生理心理障碍、躯体疾病、药物作用或不良卫生习惯等，也往往是诸多因素叠加作用的结果。神经系统、躯体机能的自然衰退也是导致老年人睡眠障碍的原因之一。此外，老年人究竟需要多长时间的睡眠被视为正常，对此始终没有统一认识，目前对于老年失眠症的临床诊断也缺乏金标准。但有一点是十分明确的，健康长寿老人的睡眠数量及质量与正常成年人比较无明显改变，这反映了睡眠对健康的重要性。老年人睡眠障碍的发生率较高，且常被认为是衰老的典型表现而误诊误治，调查显示约 85% 患有严重失眠的患者从未就医治疗。因此，我们应当提高对老年人睡眠障碍的认识和重视，开展多学科（神经内科、精神科、老年医学科、生理学科等）的协同研究，为改善老年人的睡眠质量和防治老年人睡眠障碍而努力。

## 50. 睡行症和睡惊症是一种什么病

答：睡行症俗称梦游症，是睡眠和觉醒同时存在的一种意识改变，表现为患者突然从睡眠中坐起，意识不清，问话不答，在床上摸索不停，或下地徘徊，或做一些日常动作甚至外出游逛，可伴喃喃梦呓。因意识不清可发生意外或受伤，少数有粗暴行为，偶可自伤和自杀。为时数分钟至半小时，发作后自行上床，偶或席地而睡，醒后不能回忆经过。

睡惊症又名夜惊，表现为突然从睡眠中惊醒，伴有尖叫或呼喊，同时伴有极端恐惧和行为改变。

两者都是在前半夜 3 ～ 4 期深睡突然变浅出现“微觉醒”的过程中发生的睡眠行为障碍，因此可合并发生，在病因治疗等方面也相似。各种引起睡眠频繁突然变浅的内外刺激，如睡眠呼吸障碍、噪音和膀胱充盈等，均可引起或加重发作。发热，情绪紧张，过劳，睡眠不足，饮用含咖啡因饮料，饮酒，药物滥用，经期，妊娠和脑外伤等也为发病诱因。治疗上两者均可选用安定等苯二氮䓬类药物或三环类抗抑郁药。

## 51. 失眠与焦虑症有关吗

答：失眠可导致焦虑，同时也是焦虑的一个症状，两者密切相关。焦虑症主要表现为不安、烦躁、多虑、恐惧、抑郁，伴自主神经系统紊乱。焦虑症的睡眠障碍主要表现为入睡困难，夜间醒起次数增多，多梦，睡眠时间缩短。多导睡眠图研究深睡眠减少，早醒，REM 睡眠密度明显下降。有资料表明，失眠时间超过两周是焦虑症恶化的危险因素之一。苯二氮䓬类药物可明显改善焦虑症的睡眠，增加总睡眠时间，减少觉醒次数。主要延长非快动眼睡眠的第Ⅲ期，缩短慢波睡眠，而对快动眼睡眠影响较少。新型抗焦虑药丁螺环酮可明显增加慢波睡眠，不影响 REM 睡眠，巴比妥类药物因为抑制 REM 睡眠，很少用于抗焦虑治疗。关于焦虑症睡眠障碍的发生机理目前还在深入研究中。

## 52. 失眠与抑郁症有关吗

答：睡眠障碍是抑郁症最常见的临床症状之一，并成为抑郁症诊断标准中的一项条款。抑郁症的睡眠障碍主要包括入睡困难、睡眠维持困难、早醒晨醒时有心境恶劣的倾向。抑郁症的这种典型睡眠异常与年龄有着一定的关系，最常见于 50 岁以上的抑郁症患者。早醒、睡眠维持困难与精神运动激越、体质量减轻、食欲下降往往是配对出现的；而睡眠过度通常与精神运动抑制、食欲增强、体质量增加配对出现。睡眠障碍常为抑郁症的首发症状，治疗后首先改善的症状也是睡眠障碍。睡眠障碍可出现在抑郁症发病之前、之中和之后。抑郁症患者在发病之前就有失眠的不在少数，失眠可以是抑郁症发病的危险因素，也可以是早期的先兆症状。一项样本量达 7954 人的大规模有关睡眠的为期 1 年的前瞻性研究发现，基线时报告有持续 2 周以上失眠的人患抑郁症。同时一个样本量达 1200 人的为期 3.5 年的随访研究发现，基线对报告失眠的人患抑郁症的风险是基线时无失眠报告者的两倍。调查资料发现，失眠往往会与抑郁症同时存在。大于 60% 的抑郁症患者报道有睡眠障碍。30% ～ 50% 的慢性失眠症患者同时患精神疾病，最为典型的就是同时合并有情感障碍。研究调查以往有抑郁症病史患者的睡眠情况，发现慢性失眠中有大于 75%

的患者以往有精神疾病病史，主要是抑郁症。

## 53. 心理因素会引起失眠吗

答：失眠和心理因素是有关的，精神心理紧张可能会导致失眠，如考试前夕的入睡困难，相思、离别的失眠，剧烈生活事件刺激造成的睡眠障碍等。这些都是与心理因素息息相关，一旦去除诱发心理因素，很多人睡眠会得到改善；也有人会出现心理生理性失眠，表现为开始失眠是短暂的，以后可能因失眠而过分紧张，造成心理负担，以至形成“失眠神经症”或“失眠恐惧症”，从而使心理负担更加沉重，如此形成恶性循环，使身体心理受到损害。所以对待心理因素引起的失眠，人们要去除诱发因素，调适心情，坦然面对，从而达到改善失眠的目的。

常见的心理生理性失眠（psychophysiological insomnia）是由于患者过分关注睡眠问题而引起的一种原发性失眠类型，又称获得性失眠、条件性失眠等。占失眠总数的15%～20%，多见于女性，20～30岁发病，中年后加重。患者表现为持续相当长时间地对睡眠的质和量不满意，因此产生忧虑或恐惧，并在心理上形成恶性循环，而使本症持续存在。

心理生理性失眠不必用药物治疗，但不少患者要求医生使用药物治疗。较常用的是苯二氮䓬类药物，根据患者的失眠情况选择不同半衰期的药物。近年来上市的新型睡眠药物，如唑吡坦、佐匹克隆、扎来普隆等，作用时间短，基本不改变正常的生理睡眠结构，不产生蓄积，安全性较高。对于慢性失眠者，适当选择抗抑郁或抗焦虑的药物也可改善睡眠障碍。

## 54. “白领”为什么容易患上失眠

答：现今时代不断进步，生存竞争日益激烈，精神压力不断增大，在白领的职业领域里，大多数岗位的竞争是非常激烈的，导致“白领”患病的几率上升，失眠则是最为常见的一种。为什么都市白领容易患失眠呢？都市白领长期过度用脑，使神经长期处于紧张状态，脑内释放的兴奋物质过多，导致神经系统超负荷工作，使大脑的兴奋状态难以得到正常的修复和抑制，因而易患神经衰弱和失眠。大多都市白领还有各种加班，深夜工作的习惯，甚至为了完成一些紧急任务而通宵达旦。他们一方面晚上睡得比较晚，又因工作关系要早起，中午又没有时间睡午觉。他们的睡眠没有规律，睡眠的觉醒节律经常被打破，导致生物钟紊乱，引起失眠。

## 55. 女性更容易失眠吗

答：妇女失眠是指发生在女性群体的入睡困难和睡眠维持障碍。据报道，女性患病率远高于男性，大约是其 2 倍，原因是女性神经内分泌更易发生特发性失调，如其一生中存在月经周期、怀孕期、哺乳期和绝经期等显著的生理变化，这些变化往往会对一些敏感人群造成睡眠障碍，有的甚至发生如经期紧张综合征、妊娠相关性睡眠障碍、更年期综合征及睡眠呼吸暂停综合征等，结果不仅常出现失眠，而且还易发生嗜睡及其他梦魇、梦惊等睡眠疾病。睡吃症也在女性中偶见，是一种睡行症的变异型，尤以 20 多岁为多。最近，美国国家睡眠基金会对 1000 名 30 ～ 60 岁的女性做了睡眠情况的调查。结果发现，此年龄段的女性中，

74% 的女性在工作日晚上的睡眠时间少于 8 小时，平均的睡眠时间为 6 小时 41 分钟；31% 的女性使用含有咖啡因的饮料、非处方药或处方药帮助自己在晚上提神，以便做更多的事情；还有 50% 的女性在有睡意的情况下开车，有 14% 的女性在开车时曾经打过瞌睡。很多严重失眠的患者到处求医，往往又容易陷入各种各样的误区，比如对药物依赖的惧怕、对药物治疗的恐惧、频繁换医生等。女性睡眠障碍还存在大量的不及时就医和乱投医的误区，采取各种不太正确的治疗方法后，仍没有效果才来治疗。长期失眠，可造成身体各大系统功能紊乱、阴阳平衡失调，易导致其他疾病或意外事故的发生。可见女性失眠问题是一个社会问题，应受到充分重视。

## 56. 失眠患者需要做哪些一般检查

答：对于失眠患者，临床诊断时一般需做以下评估：

（1）病史采集：临床医师需仔细询问病史，包括具体的睡眠情况、用药史以及可能存在的物质依赖情况，进行体格检查和精神心理状态评估。睡眠状况资料获取的具体内容包括失眠表现形式、作息规律、与睡眠相关的症状以及失眠对日间功能的影响等。可以通过自评量表工具、家庭睡眠记录、症状筛查表、精神筛查测试以及家庭成员陈述等多种手段收集病史资料。

推荐的病史收集过程（1 ～ 7 为必要评估项目，8 为建议评估项目）如下：

1）通过系统回顾明确是否存在神经系统、心血管系统、呼吸系统、消化系统和内分泌系统等疾病，还要排查是否存在其他各种类型的躯体疾病，如皮肤瘙痒和慢性疼痛等。

2）通过问诊明确患者是否存在心境障碍、焦虑障碍、记忆障碍，以及其他精神障碍。

3）回顾药物或物质应用史，特别是抗抑郁药、中枢兴奋性药物、镇痛药、镇静药、茶碱类药、类同醇以及酒精等精神活性物质滥用史。

4）回顾过去 2～4 周内总体睡眠状况，包括入睡潜伏期（上床开始睡觉到入睡的时间），睡眠中觉醒次数、持续时间和总睡眠时间。需要注意在询问上述参数时应取用平均估计值，不宜将单夜的睡眠状况和体验作为诊断依据。

5）进行睡眠质量评估，可借助匹兹堡睡眠质量指数（Pittsburgh Sleep Quality Index，PSQI）问卷等量表工具。

6）通过问诊或借助量表工具对日间功能进行评估，排除其他损害日间功能的疾病。

7）针对日间思睡（daytime sleepiness）患者进行 Epworth 嗜睡量表（Epworth Sleepiness Scale，ESS）评估，结合问诊筛查睡眠呼吸紊乱及其他睡眠障碍。

8）如有可能，在首次系统评估前最好由患者和家人协助完成为期 2 周的睡眠日记，记录每日上床时间，估计睡眠潜伏期，记录夜间觉醒次数以及每次觉醒的时间，记录从上床开始到起床之间的总卧床时间，根据早晨觉醒时间估计实际睡眠时间，计算睡眠效率（即实际睡眠时间 / 卧床时间 ×100%），记录夜间异常症状（异常呼吸、行为和运动等），日间精力与社会功能受影响的程度，午休情况，日间用药情况和自我体验。

（2）量表测评：包括自评与他评失眠相关测评量表：① ESS。②失眠严重程度指数（Insomnia Severity Index，ISI）。③ PSQI。

④ Beck 抑郁量表。⑤状态特质焦虑问卷（State-Trait Anxiety Inventory，STAI）。⑥疲劳严重程度量表（Fatigue Severity Scale）。⑦生活质量问卷（SF-36）。⑧睡眠信念和态度问卷（Dysfunctional Beliefs and Attitudes about Sleep Questionnaire）。

## 57. 失眠患者需要做哪些特殊检查

答：与健康人相比，失眠患者由于神经心理或认知行为方面的改变，对睡眠状况的自我评估更容易出现偏差，必要时需采取客观评估手段进行甄别。

一些特殊检查在临床上比较常用，如整夜多导睡眠图（polysomnogram，PSG）主要用于睡眠障碍的评估和鉴别诊断。对慢性失眠患者鉴别诊断时可以进行 PSG 评估。多次睡眠潜伏期试验（multiple sleep latency test，MSLT）用于发作性睡病和日间睡眠过度（EDS）等疾病的诊断与鉴别诊断。体动记录仪（actigraph）可以在无 PSG 监测条件时，作为替代手段评估患者夜间总睡眠时间和睡眠模式。神经功能影像学为失眠的诊断和鉴别诊断开拓崭新的领域，由于设备昂贵，在临床实践中尚无法推广。

## 58. 大型贵重仪器对诊断失眠作用非常大吗

答：失眠患者由于神经心理及认知行为方面的改变，临床诊断主要依靠主要症状、体格检查，结合对睡眠状况的评估量表，多手段进行评估。

大型贵重仪器对诊断失眠作用有限，虽然神经功能影像学为失眠的诊断和鉴别诊断开拓崭新的领域，由于设备昂贵，检测费用较高，在目前临床应用不多。目前贵重的头颅核磁共振（MRI）主要用于排除一些器质性疾病引起的失眠症状。

## 59. 失眠患者需要做一些实验室检查吗

答：失眠患者做一些常规的实验室检查是很有必要的。

目前失眠的诊断主要依靠病史、临床评估、量表筛查及仪器客观检测来诊断，但实验室检查可以减少或消除与失眠相关的躯体疾病或与躯体疾病共病的风险，如一些夜间心肌缺血相关性睡眠障碍、慢性阻塞性肺病、睡眠相关性哮喘、睡眠相关性胃－食管反流、消化性溃疡病相关性睡眠障碍、纤维肌炎综合征相关性睡眠障碍。对这些疾病进行针对性治疗，才能改善患者临床症状，不贻误相关疾病。

## 60. 如何处理喝酒过度引起的失眠

答：适量饮酒有一定的助眠作用，但以此认为喝酒可以治疗失眠是不正确的。长期饮酒可导致多种疾病发生，出现酒精依赖等。

酒精依赖性睡眠失调是指每日睡眠前数小时依靠饮酒作为入睡手段持续 1 个月以上，对酒精耐受性增加并形成依赖而影响睡眠者。发病年龄以 40 岁以上人群多见，男女性别差异不详。

酒精依赖性睡眠障碍的产生与酒精滥用导致的耐受性、依赖性和戒断症状有关。任何引起入睡困难的情况都是易患因素，人格障碍也可能是构成酒精依赖性睡眠障碍发病的高危因素。可有家族发病倾向。

此类患者表现为：常有入睡困难的主诉，试图借酒精的作用帮助入睡，饮酒后患者虽能入睡，3 ～ 4 期深睡也有所增加，但

REM 睡眠期频繁觉醒，各期睡眠频繁转换，特别在后半夜血液酒精含量下降后更为明显。酒后因产生依赖性使安眠效果下降，如减少用量，则睡眠不宁更显加重，可突然从梦中转醒，并感头痛、口干、出汗。突然停饮更可引起非其他撤药反应可比拟的严重失眠、夜间频繁觉醒，每次觉醒时间持续数分钟至数十分钟。病程比较迁延，病程短于 3 个月为急性失眠，超过 12 个月则为慢性失眠。

对于酒精依赖性睡眠失调治疗：首先强调原发病治疗，戒酒是其根本的治疗手段。其次对并发症治疗，如急性酒精中毒，给予催吐、洗胃、补液，防治休克，减少脑水肿，防止呼吸和循环功能衰竭，纠正水电解质紊乱及低血糖，同时给予 B 族维生素和纳洛酮。对狂躁者给予安定 5 ～ 10mg 肌注，禁用氯丙嗪和巴比妥类药物。对于此类失眠，可适当使用苯二氮䓬类或唑吡坦与佐匹克隆等药物，但服药时间应与饮酒时间严格分开。

中医学认为，失眠可因嗜酒过度，损伤脾胃，运化功能失职，津液失其运化，湿浊内生，酿生痰浊，日久化热，痰热上扰心神，神不安则不寐。日久饮酒伤脾，脾胃虚弱，气血生化乏源，心神失养，则心悸不寐。可见，古人也认为饮酒会导致失眠发生。

## 61. 失眠和饮食有什么关系

答：合理的饮食对大脑是必需的；长期饮食不规律，营养不良，会导致大脑的营养代谢发生变化，出现睡眠减少、头晕等症状。

饮食不当，易致失眠。如晚餐过食辛辣食物会导致睡眠问题，烧心患者晚餐进食辛辣食物，躺下之后更会加重病情，或出现反酸、胃痛等影响睡眠；加工肉食含有大量的酪氨酸，会导致大脑产生令人兴奋的多巴胺，从而扰乱睡眠；咖啡是一种刺激物，增加人体警觉度，导致睡眠困难；酒精具有镇静作用，但酒精会妨碍身体进入 REM（快速眼动）深睡阶段。

中医认为饮食不节，脾胃损伤，宿食停滞，酿为痰热，上扰心神，使心血不静，阳不入阴，而发为不寐。

## 62. 中老年人尿频、尿失禁会导致失眠吗

答：中老年人由于尿路感染、服用安眠药与镇静剂、焦虑抑郁，以及大脑皮质疾患（中风、痴呆等）损伤尿道括约肌或骨盆神经的手术、脊髓疾患，还有糖尿病、前列腺疾病、酒精中毒、膀胱疾患，老年妇女和有过泌尿生殖器手术史的妇女以及妇女产后小便不能自禁，以上诸多原因均能导致尿频、尿失禁。

尿失禁给患者带来很大的痛苦和不便，严重影响了患者的生活质量。尤其是老年人行动迟缓，活动能力减弱，患病后自尊心易受到伤害，容易出现对他人不信任、固执，严重者情绪低落、焦虑，产生孤独感，出现失眠症状；长期失眠，又会加重尿频、尿失禁，形成恶性循环。

针对中老年人尿频、尿失禁，应分析原因，选择相应的方法，如留置导尿、诱导法排尿等。对卧床患者，应设法解除患者的自卑心理，缓解患者的精神紧张；注意对其显露部的遮蔽，便后及时清洗，保持会阴部清洁、干燥，防止感染。对因精神、时间、环境因素所致的尿失禁，应详细了解病因，做好耐心、细致的解释工作，消除患者思想上的不安和恐惧，妥善安排其周围生

活环境，在精神上给予最大的安慰，其尿失禁有可能消失。同时对患者加强心理护理，要耐心、和蔼、不厌其烦，用良好的护理语言和行为激起患者对康复的信心。

## 63. 甲状腺功能亢进与失眠有关吗

答：甲状腺功能亢进（hyperthyroidism）简称甲亢，系指由多种病因导致甲状腺激素（thyroid hormones，TH）分泌过多，引起神经系统兴奋性增高和代谢亢进为主要表现的临床综合征。甲亢病因复杂，其中以弥漫性毒性甲状腺肿（Graves Disease，GD）最为多见。甲亢引发的睡眠障碍临床并不少见，并与病理生理和发病机制关系密切，女性显著高于男性，但至今未引起重视。除失眠、多梦、睡中不宁、易醒外，不少患者还伴有精神紧张、情绪激动、焦虑或抑郁，尤其是更年期甲亢，其并发症也可导致睡眠紊乱。国内一组研究报告显示，采用匹兹堡睡眠质量指数量表（Pittsburgh sleep quality index，PSQI）和临床症状自评量表（SCL-90）测试本病患者，结果有88%的患者睡眠异常，9%的患者症状程度或躯体表现较重。年龄越大的女性患者其PSQI入睡质量、时间、效率、日间功能均显著差于年龄较轻者，使用催眠药的作用也明显小于后者;SCL-90总分、躯体化、抑郁、焦虑、强迫、敌对、恐怖等得分显著高于正常人群组。本病老年患者出现焦虑性抑郁也较常见，无典型症状与体征的淡漠型甲亢以抑郁就诊更为明显。妊娠期甲亢发生的失眠、思睡等，也是睡眠障碍的一个特殊情况，有待深入研究。总之，睡眠障碍带来的后果又导致甲亢病情加重和迁延不愈，因此必须尽早治疗。

甲亢睡眠障碍表现有：

（1）甲亢性失眠：入睡困难，频繁觉醒，睡卧不宁，梦多易惊，梦魇惊恐，早醒等。

（2）甲亢性焦虑或抑郁睡眠失调：焦虑常发生在年轻、症状突出、体征明显、TH含量较高者，如神经过敏，易于激动，焦虑烦躁，彻夜不眠，震颤加剧或幻觉出现，类躁狂状态，常见于GD、更年期甲亢；抑郁多发于年龄较大、临床表现不典型、病程较长者，如神志淡漠，乏力嗜睡，反应迟钝，寡言抑郁，入睡困难，卧中难安，易醒早醒，见于淡漠型甲亢。

（3）甲亢危象性睡眠紊乱：毫无睡意，极度烦躁不安，惊恐紧张，大汗淋漓，或肢体抽搐，彻夜不能睡眠，直至谵妄或昏迷。

## 64. 精神分裂症患者更容易失眠吗

答：睡眠障碍是精神分裂症常见的临床症状，其发生率高达72.4%，临床上可将有无失眠作为治愈精神分裂症是否复发的依据。入睡困难是许多精神分裂症患者的重要主诉，特别是在精神分裂症急性期。随着精神分裂症症状的好转，入睡困难也逐步得到改善。过度睡眠在精神分裂症中也较多见，特别是那些由于兴奋躁动过度而出现精神衰竭的患者，会出现过度睡眠现象，有些患者的睡眠可持续到次日中午。某些慢性精神分裂症患者，睡眠障碍表现为睡眠时间减少，浅睡多梦或觉醒次数增加，觉醒后难以再度入睡。

## 65. 高血压患者容易失眠吗

答：从国内外研究结果可以看出，高血压是失眠障碍的一个重要诱因。从西医角度看，高血压患者血压昼夜节律丧失，常会伴随血压大幅升高，血压升高会出现头痛、心悸、眩晕、夜尿增多等症状，这些都会影响高血压患者的睡眠质量，从而导致失眠。从中医角度，高血压疾病也属于身心疾病，患者身心过度疲劳，精神高度紧张，情绪波动较大都会使血压增高，也就是中医所说的肝火亢盛、阴虚阳亢、痰浊壅盛等。肝为风木之脏，急躁暴怒易伤肝，肝气郁久化火，肝火扰动心神，神不安则不寐；肾为先天之本，思虑太过易致肾亏，肾阴亏虚，心火亢盛，心肾不交而不寐；高血压患者一般因饮食不节引起，饮食过度损伤脾胃，脾胃不和致水液于体内停滞，聚湿生痰，痰热扰心则不寐。此外，血瘀也是高血压患者失眠的一个重要因素。

失眠是高血压患者常见的一种并发症，失眠对血压的影响是非常显著的。目前普遍认为，失眠对患者血压影响的机制是失眠可导致交感神经系统兴奋，激活下丘脑，调节相应的腺垂体分泌内皮素、抗利尿激素等一系列激素，其中内皮素是一种缩血管活性肽物质，与一氧化氮舒张因子组成一对具有拮抗效应的活性物质，二者的失衡是导致高血压的关键性因素。

## 66. 慢性肝炎会导致失眠吗

答：慢性肝炎多是由急性乙肝、急性丙肝病程超过半年演变而成。此外，慢性肝炎还包括了那些不是病毒原因引起，但是临床表现为慢性肝炎患者，包括脂肪肝和药物性肝炎患者等。肝病患者普遍免疫功能低下，其最明显的表现就是体内的病毒难于完全清除，病情容易反复发作。症状表现为：腹部不适，食欲缺乏，乏力，面容晦暗，消瘦，失眠等。

慢性肝炎病程缠绵，病情容易反复发作，治疗效果欠佳，患者患病后多有休息不好、情绪紧张、不思饮食、易失眠等症状。

中医学认为，肝主藏血，主情志，如情志内伤，肝郁化火，能扰动心神，使心血不静，阳不入阴，而发为不寐。或肝病日久，肝郁脾失健运，痰浊内生，扰动神明，可致不寐。

## 67. 痴呆与失眠有关吗

答：神经系统疾病引起失眠的机制虽未被阐明，但与脑器质性病变累及睡眠中枢和调节结构密切相关。如果病变使生物钟本身、生物钟的传入和传出纤维、接受生物钟传出生物节律信息的部位受到了损伤，则生物节律也将发生异常，导致失眠等睡眠障碍。常见的有神经变性疾病、脑血管病、脑肿瘤、脑外伤、帕金森病等。或由于疾病长期卧床引起睡眠 - 觉醒节律紊乱，或因朊蛋白等位基因突变而致家族性丘脑变性致死性失眠。

同时痴呆会伴随精神行为异常的发生，出现躁动、昼夜颠倒、胡言乱语、失眠等症状，这时候就要用一些非典型性抗精神病药来治疗，而不是按失眠来论治。

## 68. 性功能障碍会引起失眠吗

答：性功能障碍和失眠是相关联的。

性功能障碍是指不能进行正常的性行为，或在正常的性行为中不能获得满足。性功能障碍多数都没有器质性病变，也就是说性器官没有异常或病变，而是由心理因素造成的，因而在性学中常被称为性心理功能障碍。性功能障碍一般分为心理性性功能障碍和器质性性功能障碍，器质性性功能障碍主要是指阳痿、早泄、不射精等。

阳痿、早泄等男性各种各样的性功能障碍是男科疾病中最常见的疾病，其发病率相当高，据统计可占到成年男性人群的 10% 以上，给广大男士造成极大的身心伤害。使他们感到自卑和耻辱，心理压力及障碍随之加剧，久之必然导致全身系统功能紊乱，体质和精神状态变差，出现失眠，最终影响正常的工作和生活。其次，阳痿、早泄等男性功能障碍给妻子带来的更是难言的痛楚，妻子长期得不到性满足，心烦意乱、神情恍惚、精神压抑，失眠多梦等，久而久之便会容颜憔悴、面色无华、肌肤粗糙，甚至出现性冷淡等。

## 69. 慢性阻塞性肺疾病与失眠有关吗

答：慢性阻塞性肺疾病（chronic obstructive pulmonary disease，COPD）是一种慢性呼吸道炎症性疾病，疾病发展过程伴有不完全可逆的气流受限。本病是呼吸系统疾病中的常见病和多发病，患病率和病死率均高。COPD 引起睡眠障碍的原因有多方面，其主要原因是 COPD 患者存在气道阻塞，睡眠期间通气驱力下降，通气量过低而导致夜间严重缺氧所致。夜间周期性肢体运动可导致觉醒次数增加。还有其他原因，如心理因素、肥胖、治疗药物（如茶碱），以及频繁咳嗽亦可导致夜间睡眠障碍。

COPD 引起睡眠障碍的临床表现是失眠或嗜睡。因夜间常出现咳喘、咯痰症状，多数 COPD 患者无论主观或客观评定睡眠质量均较正常人差，表现为睡眠潜伏期延长、入睡困难、浅睡增多、频繁觉醒、早醒、睡眠时间减少。氧饱和度下降时常常伴有醒觉反应，而氧饱和度正常的患者亦可存在睡眠紊乱。由于缺睡，白天常常有精神不佳、疲惫、思睡和焦虑等症状。

睡眠障碍在慢性阻塞性肺疾病患者中较常见，与心理因素、夜间咳嗽、窒息、药物（茶碱类）、夜间低氧等有关。对于临床医生来说，控制咳喘症状和改善睡眠是一对矛盾。茶碱、激素类药物在控制咳喘症状的同时可能引起睡眠障碍，而使用镇静药又有抑制呼吸的风险。COPD 患者睡眠期间低氧的原因比较复杂，包括低通气、功能残气量的减少和通气 - 血流比例失调等。睡眠期间低氧血症可导致心律失常、血流动力学改变、肺动脉压升高、红细胞增多、睡眠障碍和睡眠期间死亡等后果。

## 70. 常见的心脏病会导致失眠吗

答：心血管病的病因复杂多样，常见有：感染、动脉粥样硬化、高血压、先天性心脏病等。在这些病因的作用下，心脏可发生一系列的病理生理变化，如心肌缺血、心肌梗死、心力衰竭、心律失常、乳头肌功能不全、休克、心包填塞等，从而导致各种各样的心血管症状和全身症状。心血管病引起的睡眠障碍原因比较复杂，担心夜间心脏病发作、害怕猝死没有人发现是睡前焦虑、恐惧的主要原因。治疗心血管病的中西药亦可导致睡眠障碍，如利血平、利多卡因、心得安、可乐宁和黄芪、水蛭。心血管病易反复发作，夜间交感神经异常兴奋，冠状动脉收缩，引起心肌缺血、缺氧、心律失常、心功能不全，患者往往因胸闷、憋气及绞痛感而惊醒，导致睡眠不稳。夜间平卧后皮下水肿液的吸收，膈肌上抬，使患者产生阵发性呼吸困难，也影响患者的睡眠。

心血管病睡眠障碍表现为睡前焦虑、恐惧和入睡困难。心血管病常在夜间发作，有的患者有心肌梗死抢救史，担心夜间疾病复发、对死亡感的恐惧以及心脏不适而产生的紧张、害怕、焦虑、猜疑等情绪导致睡前焦虑、恐惧和入睡困难。冠状动脉搭桥术后患者担心再次阻塞亦可引起睡眠障碍。

## 71. 腰腿痛会加重失眠吗

答：腰腿痛是一种常见的症状，多由腰椎退行性病变、风湿性关节炎、软组织损伤等疾病引起，病情缠绵难愈，严重影响人们的生活质量。

与其他伴有疼痛的躯体性疾病相同，除了腰腿痛本身可导致失眠外，还与疾病可产生抑郁或焦虑等心理障碍有关，一些治疗这些疾病的药物不良反应也是重要原因。

## 72. 他（她）患的是不安腿综合征还是失眠

答：不安腿综合征（restless legs syndrome，RLS）可因异常疼痛等难以忍受的不适而导致夜间难以入睡。普通人群患病率为10%，可见于任何年龄，中、老年人患病率更高，女性多于男性，婴儿罕见。特征性症状是在静息状态下出现难以名状的下肢不适感，迫使下肢发生不自主的运动，用意识控制肢体不动时，就感到难以忍受。活动可改善症状，如伸展肢体、来回走动或蹬车等，不适感可部分或全部缓解，活动停止后症状再次出现。肢体不适感多为酸、麻、胀、冷、热或虫爬、蠕动、拉扯、刺痛、震颤、发痒、沉重、抽筋等。不适感表现在下肢前面或后面，多在腓肠肌和股部，症状严重者可波及上肢和躯干。症状常为双侧性，程度和发作频率不对称，单侧发生者罕见。一般静息状态或身体放松时出现症状，夜间比白天更容易出现症状，症状持续数分钟至数小时不等。本病亦可发生在白天。

RLS 不适感常严重干扰睡眠，导致入睡困难、睡中频繁觉醒或惊醒。虽然有时患者未意识到腿部存在的不愉快感，但醒后再入睡时非常困难。有的患者将夜间觉醒归于肢体的异常感觉导致的惊醒。部分患者感觉在早上 4 ～ 5 点钟睡得比较好，有意推迟睡眠时间，时间一长，演变成睡眠时相延迟综合征。夜间睡眠障碍严重者，白天出现过度睡意、记忆力下降、注意力不能集中等。睡眠紊乱程度加重可使肢体不适感症状恶化。患者配偶或同床者的睡眠常常受到干扰出现失眠症状，导致人际关系不良和诱发婚姻危机。不安腿综合征患者可伴有明显焦虑和抑郁，社会与职业功能受到影响。

本病病程可持续数十年，症状常有波动。部分患者出现静止阶段或症状自发消失，部分患者呈进行性加重。神经系统检查，缺乏客观异常体征。

本病的治疗原则：多数轻症原发性 RLS 患者不需要药物治疗或可据特殊情况间歇治疗，中到重度者，要求规律用药，以缓解症状，提高睡眠质量。对继发性 RLS 者，治疗原发病为主要措施。此外，应该注意睡眠卫生，尽量少喝咖啡饮料，戒烟、戒酒，防止诱发。入睡前用热水浴足可明显改善症状。高压氧治疗对本病有一定效果。

## 73. 头晕与失眠互相影响吗

答：头晕是患者自感头部晕眩，轻者闭目自止，重者视物旋转，不能站立，常伴恶心呕吐、汗出耳鸣，呈发作性，持续数秒或数小时。其睡眠障碍常在睡眠期间发生，多因血管因素所致前庭系统血液灌注不足而引起，如脑动脉硬化或颈椎病所致椎－基底动脉供血不足、高血压、自主神经功能紊乱、血管舒缩功能失调等也可引起。

头晕引起的睡眠障碍可以归属于中医的“不寐”“内伤劳损”“眩晕”“头痛”等范畴来进行辨证治疗。头晕相关性睡眠障碍是在睡眠期间发生的头晕。根据症状进行头晕原发病诊断，常为突发性，持续时间短暂，可自然缓解或恢复，但常反复发作。可以伴有耳鸣、恶心、呕吐、面色苍白、出冷汗、血压下降等自主神经症状。慢性起病，反复发作，逐渐加重。

头晕症状改善的同时，睡眠状态也会有所改善。同时，在头晕引发睡眠的治疗过程中，要注意加强中医的辨证治疗，首先分清虚实，再进行用药治疗，或者配合针灸治疗，这样才能事半功倍。本病发病原因众多，所以首先要诊断清楚，再做相应治疗。而且，对于头晕引起的睡眠问题，中医药治疗效果较好，不仅疗效确切，同时可以避免现代精神系统镇静药物应用后引起的诸多如头晕、头痛等副作用。

## 74. 卒中后抑郁与失眠有何相关性

答：卒中后抑郁（PSD），是引起睡眠障碍的主要原因之一。研究证实，抑郁症的发生与额叶功能性和器质性损害有关，病侧在大脑半球前部的卒中者较病灶在后部卒中者抑郁程度更重。根据 MRI 研究结果表明，病灶影响前额叶皮质下环路时，易产生 PSD，且以左侧为著。PET 报告也指出，抑郁症状的严重程度与前额叶的代谢低下有关，额叶对精神的启动和整合起重要作用，该部位的代谢降低可能是抑郁症情绪低落、思维阻滞、注意力不集中以及睡眠障碍的病理基础。当颞叶前部皮质（内嗅区、颞极、钩回）受到刺激，如损伤（包括卒中等）则可出现失眠、早醒、睡中不安、忧郁、悲伤、恐惧、愤怒、兴奋等精神情感障碍，还可产生思维、记忆、错觉等认知障碍，这些卒中后改变是产生抑郁状态的解剖和精神基础。国外学者研究表明，尾状核受损代谢率降低是导致抑郁的重要原因之一，尾状核脑卒中者约 90% 患抑郁症，认为纹状体 – 苍白球 – 丘脑 – 皮质回路的功能障碍是其主要因素，这种损害对额叶、背外侧额叶和前扣带通路也深受影响，并由此造成睡眠障碍。

## 75. 什么是习惯不良性失眠

答：习惯不良性失眠是指由于某些日常生活与行为习惯所导致的睡眠障碍，多因睡觉前从事剧烈运动，看使人情绪激动的电视节目，过量饮用咖啡、酒精及吸香烟等容易兴奋的事情。睡前七情过极可致气机紊乱，阳不入阴，神不守舍，难以成寐；饱食即卧可导致饮食停滞，脾胃气机不畅，从而干扰睡眠；如果言谈过多，必然耗伤肺气，扰乱心神，影响五脏，使人躁而不安，难以入眠；过量饮酒、茶、咖啡均可使人兴奋，阳气过亢，阳不入阴，不利入睡。

目前一般不主张药物治疗，仅在必要时给予短期、间断用药，根本在于消除影响睡眠的不良卫生习惯，如睡前勿饮茶、咖啡、吸烟，饮食要有规律，勿过饱过饥，睡前不要进食或饮水，保持心情安定。古人历来重视睡眠养生，孔子在《乡党》中曰“食不言，寝不语”，说明吃饭睡觉的时候不要说话，有助于心神安宁。宋代蔡季通《睡诀》说“先睡心，后睡眼”，说明睡觉之前宜保持思想安静，情绪平和。

## 76. 什么是主观性失眠

答：主观性失眠（subjective complaint）又称为睡眠状态感知不良、假性失眠、无客观阳性发现的失眠和睡眠疑病症。是指对睡眠状态感知不良，患者主诉失眠或白天过度思睡，而无睡眠紊乱的客观证据。中医古籍根据该病不同的临床表现，分别属于百合病、脏躁、郁病等范围，多为情志内伤病。

临床表现及体征：该病任何年龄均可发生，女性多于男性，以青壮年多见。所有失眠患者的临床特点是以睡眠不好为主诉。患者的主观睡眠感觉和客观睡眠感觉不一致，患者常夸大其入睡困难或昼夜不睡，并低估其睡眠维持时间。患者常诉有白天功能障碍，轻者晨起感觉睡眠不足、缺乏清醒感、疲乏无力，有急躁、抑郁、焦虑不安等症状；严重者出现家庭、社会与职业功能受损的表现。经过治疗或不治疗，失眠症状改善后，白天功能障碍即可恢复正常。若存在睡眠卫生习惯不良、抑郁、焦虑、不规范服用药物等因素，则会使本病的临床症状复杂化。

## 77. 多导睡眠图对检测失眠有什么作用

答：多导睡眠图是在睡眠脑电图基础上发展、完善的一项检测技术。常规的监测项目包括：脑电图（EEG）、眼动电图

（EOG）、肌电图（EMG）、心电图（ECG）、口鼻气流、胸腹呼吸运动度、血氧饱和度、鼾声监测等，此外尚可监测血压、脉搏及阴茎勃起功能等，可根据受测者的需要增删监测项目。其中EEG和EOG主要用于辨别睡眠不同阶段，EMG常用于磨牙、肢体异常运动的监测，睡眠中的胸腹呼吸活动度及鼾声监测则是OSAHS（阻塞性睡眠呼吸暂停低通气综合征）的重要观察内容。对于检查结果进行综合分析，是对睡眠的全过程真实再现和客观评估，有助于各种睡眠障碍的诊断和鉴别诊断，各种治疗睡眠障碍药物和疗法的疗效评定。

## 78. 视频脑电图对诊断失眠有什么作用

答：视频脑电图（V-EEG）是将脑电监测系统与录像装置结合起来，同步记录患者癫痫发作的临床表现与脑电图，医生可根据录像资料仔细观察患者发作时的临床表现，与同步脑电图记录对照分析，能更准确地判断癫痫发作的类型和可能的起始部位，同时准确掌握患者在各时间段的活动状态及相应的脑电图变化，及时发现并排除各种干扰伪差及电极故障，提高脑电图监测结果的准确性和可靠性。

视频脑电图对睡眠分期、失眠和不宁腿综合征的诊断也有明显帮助。但由于费用较高，一般不常规用于失眠的诊断。

## 79. 目前国内外诊断失眠有什么新方法

答：目前诊断失眠主要依靠病史、临床表现、结合相关的睡眠量表以及一些睡眠监测器械来综合诊断。

脑电图（EEG）与多导睡眠图（PSG）是较早用于睡眠障碍

检测的工具，核医学用于睡眠障碍研究也是起步不久。其他一些诸如变形测量计、感应性体积描记仪、阻抗式呼吸描记仪、脉搏血氧监测等用于睡眠呼吸疾病的呼吸运动或肺容积变化的检测。功能磁共振成像（fMRI）、脑磁图（MEG）也是近年发展起来的新技术，一些研究者已经开始将其用于睡眠障碍的检测。目前用于睡眠障碍检测的手段不算少，但是寻求易于携带、易于操作、准确率高、实用的睡眠障碍筛选检测工具无疑将是以后研究的热点。可以预期，一些有关睡眠障碍的生化指标、影像检查等，将会对失眠的诊断提供更多帮助。

## 80. 如何判断失眠的轻重程度

答：一般来讲，失眠轻者表现为：发病急，有诱因，病程较短，体质较好，不伴有躯体疾病，治疗有效，无明显心理疾患等；失眠重者多表现为：发病缓慢，无明显诱因，病程较长，体质欠佳，多伴有躯体疾病，治疗效果欠佳或无效，合并明显心理疾患等。区别患者的失眠轻重程度对正确判断患者的治疗效果及预后具有重要意义。

中医认为，失眠之证，虚者为多，且病程较长，难以速愈，治疗不当，由虚转实或虚实夹杂，治疗比较棘手。若失治误治，忧思久郁，进一步损伤心脾，久则气滞痰生，加之心胆气虚，痰浊上逆，蒙蔽心窍，神志迷蒙，不能自主，则可转为癫证；若痰浊内阻，因肝郁化火，或心火内炽，结为痰火，痰火扰心，心窍被蒙，神志逆乱，可发为狂证，这些都属于失眠重症。

## 81. 如何按病因划分失眠的类型

答：失眠根据病因可分为原发性和继发性两类。原发性失眠通常缺少明确病因，或在排除可能引起失眠的病因后仍遗留失眠症状，主要包括心理生理性失眠、特发性失眠和主观性失眠三种类型。原发性失眠的诊断缺乏特异性指标，主要是一种排除性诊断。当可能引起失眠的病因被排除或治愈以后，仍遗留失眠症状时即可考虑为原发性失眠。继发性失眠包括由于躯体疾病、精神障碍、药物滥用等引起的失眠，以及与睡眠呼吸紊乱、睡眠运动障碍等相关的失眠。失眠常与其他疾病同时发生，有时很难确定这些疾病与失眠之间的因果关系，故近年来提出共病性失眠（comorbid insomnia）的概念，用以描述那些同时伴随其他疾病的失眠。

## 82. 环境因素对睡眠有哪些影响

答：睡眠障碍与睡眠环境如强光、噪音、温度异常密切相关，较差的睡眠环境是引起睡眠障碍最直接的原因。噪音会引起体内儿茶酚胺分泌量增加，长期居住在嘈杂或室温不适的环境中，可导致大脑兴奋灶增强，加重睡眠障碍。生活环境不良是儿童睡眠障碍的重要原因，它常和家庭社会经济状况低下有关。不良的教育方式如简单粗暴的抚育模式，是影响儿童睡眠质量的重要心理社会因素。不良的生活行为中，以睡前饮茶、吸烟和饮咖啡对睡眠的影响最为常见。睡前喝大量水引起夜尿次数增加，睡前喝浓茶、饮咖啡类饮料、吸烟等，可引起中枢神经系统兴奋而影响睡眠。过度的夜生活、熬夜工作，易搅乱正常的“生物钟”

作息规律，造成睡眠障碍。

## 83. 什么是高原性失眠

答：发生于身体升高至一定海拔高度后出现的急性失眠，称之为高原性失眠。一般认为，海拔高度超过 1000 米的地区称为高原。当平原地区生活的人移居或登上海拔 3000 米以上的高原时，常出现头痛、疲倦和食欲不振，大多数会伴有眩晕、呕吐、睡眠障碍等高原缺氧综合征。故本病亦称为急性高山病、阿科斯塔病（Acosta），包括安第斯山病、阿尔卑斯山病和低气压病。本病可发生于任何年龄，男女性别比例不详。

在高原，随着海拔升高，大气压降低，常常出现“缺氧”，人的大脑皮质功能、意识水平及氧饱和程度都会发生变化。此时动脉氧分压下降，动脉及组织器官的氧饱和程度严重恶化，结果将引起组织缺氧，心肺功能不全，出现应激性交感神经紧张，引起下丘脑–垂体系统内分泌的异常改变，神经反射低下，从而引起睡眠障碍。其次，应激、高度警觉、寒冷、不舒服的睡床及光线等内在的或环境的因素，与本病的发生亦有一定关系。若伴有原发性肺部疾病、贫血、心功能不全等，则可成为高原性失眠的促发因素。总之，高原性失眠的发病主要与高海拔（通常超过 3000 米）时的缺氧有关。

## 84. 发作性睡病是失眠症吗

答：发作性睡病（narcolepsy）是指白天难以控制的短时睡眠发作，一日可发作多次。大多数患者同时还伴有一种或数种其他症状，包括猝倒症、睡瘫症和入睡幻觉，若四类症状皆有者，称为发作性睡病四联症。发作性睡病是由于觉醒、睡眠的中枢调节发生混乱所致。由 Gelineau 于 1880 年最早命名。1912 年，Loewenfeld 提出了睡眠发作与大笑、生气等一过性躯干肌肉瘫痪之间存在相关性；1916 年，Henneberg 将之命名为退行性抑制；1926 年，Adie 称之为猝倒；1927 年，Lhermitte 和 Tournay 探讨了入睡前幻觉和发作性睡病之间的关系；1928 年，Kinnier Wilson 提出了睡眠发作伴睡眠麻痹。发作性睡病可导致严重的后果，如驾驶汽车或操纵危险性设备时发病，可能引起事故。部分车祸可能与患者发作性睡病相关。

## 85. 什么是家族性致死性失眠症

答：1986 年，Lugaresi 首先报道了一例常染色体显性遗传病。患者为男性，53 岁，死于进行性不可逆的失眠和自主神经元丧失。Lugaresi 将其命名为家族性致死性失眠症（fatal familial insomnia，FFI）。本病为罕见的常染色体显性遗传病。个别或少数病例临床上具备 FFI 症状，但无家族关系，则应考虑为散发型 FFI。

家族性致死性失眠（fatal familial insomnia，FFI）是一种以失眠为主要临床特征的朊蛋白病，也为常染色体显性遗传的进展性和致死性疾病。病变系感染性，多累及丘脑，致使该处中枢神经元大量和严重破坏、脱失，故又称之为家族性丘脑变性、丘脑性失眠性疾病。表现为进行性睡眠始动困难，在数月内出现完全不能睡眠，然后从完全的清醒状态进入一种梦样睡眠状态。本病少见，多发于 30 ～ 60 岁。病程为进展性，症状逐渐加重，尤以自主神经功能障碍为显著。病情来势凶险，除彻夜不眠而用催眠药治疗无效外，严重的下丘脑综合征所表现的自主神经功能障碍及其他神经系统的致命损害，可使患者处于不能唤醒的昏迷状态。本病急性期少于1个月，亚急性期不超过1年，多在发病7～13个月后死亡。

本病治疗上没有好的方法，主要侧重于预防。具体预防措施有：①控制传染源：屠宰朊毒体病病畜及可疑病畜，并对动物尸体妥善处理。有效杀灭朊毒体的方法包括焚化、高压消毒132℃持续1小时、5%次氯酸钙或1mol/L氢氧化钠60分钟浸泡等。限制或禁止在疫区从事血制品以及动物材料来源的医用品的生产。朊毒体病及任何神经系统退行性疾病患者、曾接受器官提取人体激素治疗者、有朊毒体病家族史者和在疫区居住过一定时间者，均不可作为器官、组织及体液的供体。对遗传性朊毒体病家族进行监测，予遗传咨询和优生筛查。②切断传播途径：革除食用人体组织陋习，不食用朊毒体病动物肉类及制品，不以动物组织饲料喂养动物，医疗操作严格遵守消毒程序，提倡使用一次性神经外科器械。

## *86.* 什么是生物钟

答：在生物进化的过程中，一天24小时的日历时间逐渐内化为所有生物的内在固有时间。现代生物学表明，所有真核生物甚至一些原核生物，它们的生化、生理和行为等生命活动过程有昼夜节律性。即使没有外界环境因素刺激，没有任何时间线索，它们的生命活动仍能以约24小时为周期长度作节律性变化。昼夜节律是所有生物体对可预测环境变化的一种综合性适应，它是可以持续运行，并以大约24小时为周期的生物节律，它不仅是生物体对环境变化的被动反应，而且是一种内源性的，似乎由一种内在计时机制所启动，这种计时机制称之为生物钟。

生物钟决定着从细胞到整个生物体生理和生化功能昼夜波动的复杂行为方式，是生物界的一条自然规律。

## 87. 失眠治疗的总体目标是什么

答：失眠治疗的总体目标是尽可能明确病因，达到以下目的：①改善睡眠质量和（或）增加有效睡眠时间；②恢复社会功能，提高患者的生活质量；③减少或消除与失眠相关的躯体疾病或与躯体疾病共病的风险；④避免药物干预带来的负面效应。

## 88. 失眠的干预方式有哪些

答：失眠的干预措施主要包括药物治疗和非药物治疗。对于急性失眠患者宜早期应用药物治疗。对于亚急性或慢性失眠患者，无论是原发还是继发，在应用药物治疗的同时应当辅助以心理行为治疗，即使是那些已经长期服用镇静催眠药物的失眠患者亦是如此。针对失眠的有效心理行为治疗方法主要是认知行为治疗（cognitive behavioral therapy for insomnia，CBT-I）。目前国内能够从事心理行为治疗的专业资源相对匮乏，具有这方面专业资质认证的人员不多，单纯采用CBT-I也会面临依从性问题，所以药物干预仍然占据失眠治疗的主导地位。除心理行为治疗之外的其他非药物治疗，如饮食疗法、芳香疗法、按摩、顺势疗法、光照疗法等，均缺乏令人信服的大样本对照研究。应强调睡眠健康教育的重要性，即在建立良好睡眠卫生习惯的基础上，开展心理行为治疗、药物治疗和传统医学治疗。

## 89. 认知行为疗法的基本内容是什么

答：针对失眠的有效心理行为治疗方法主要是认知行为治疗（cognitive behavioral therapy for insomnia，CBT–I）。失眠患者常对失眠本身感到恐惧，过分关注失眠的不良后果，常在临近睡眠时感到紧张、担心睡不好，这些负性情绪使睡眠进一步恶化，失眠的加重又反过来影响患者的情绪，两者形成恶性循环。认知行为治疗的目的就是改变患者对失眠的认知偏差，改变患者对于睡眠问题的非理性信念和态度。认知疗法常与刺激控制疗法和睡眠限制疗法联合使用，组成失眠的 CBT–I。

认知行为疗法的基本内容：①保持合理的睡眠期望；②不要把所有的问题都归咎于失眠；③保持自然入睡，避免过度主观的入睡意图（强行要求自己入睡）；④不要过分关注睡眠；⑤不要因为一晚没睡好就产生挫败感；⑥培养对失眠影响的耐受性。

CBT–I 通常是认知疗法与行为疗法（刺激控制疗法、睡眠限制疗法）的综合，同时还可以叠加松弛疗法以及辅以睡眠卫生教育。CBT–I 是失眠心理行为治疗的核心。

## 90. 什么是失眠的松弛疗法

答：应激、紧张和焦虑是诱发失眠的常见因素。放松治疗可以缓解上述因素带来的不良效应，因此是治疗失眠最常用的非药物疗法，其目的是降低卧床时的警觉性及减少夜间觉醒。减少觉醒和促进夜间睡眠的技巧训练包括渐进性肌肉放松、指导性想象和腹式呼吸训练。患者计划进行松弛训练后应坚持每天练习

2～3次，环境要求整洁、安静，初期应在专业人员指导下进行。松弛疗法可作为独立的干预措施用于失眠治疗。

## 91. 抗抑郁药物可以用来治疗失眠吗

答：部分抗抑郁药具有催眠镇静作用，在失眠伴随抑郁、焦虑心境时应用较为有效。常见的药物有：

（1）三环类抗抑郁药物：阿米替林能够缩短睡眠潜伏期、减少睡眠中觉醒、增加睡眠时间、提高睡眠效率，但其同时减少慢波睡眠，不同程度减少REM睡眠，且不良反应多，如抗胆碱能作用引起的口干、心率加快、排尿困难等。因此，不作为失眠的首选药物。小剂量的多塞平（3～6mg/d）因有专一性抗组胺机制可以改善成年和老年慢性失眠患者的睡眠状况，具有临床耐受性良好，无戒断效应的特点，近年来国外已作为失眠治疗的推荐药物之一。

（2）选择性5-羟色胺再摄取抑制剂（SSRIs）：虽无明确催眠作用，但可以通过治疗抑郁和焦虑障碍而改善失眠症状。部分SSRIs延长睡眠潜伏期，增加睡眠中的觉醒，减少睡眠时间和睡眠效率，减少慢波睡眠，可能增加周期性肢体运动和NREM睡眠期的眼活动。某些患者在服用时甚至可能加重其失眠症状，因此，一般建议SSRIs在白天服用。

（3）5-羟色胺和去甲肾上腺素再摄取抑制剂（SNRIs）：包括文拉法新和度洛西汀。因可治疗抑郁和焦虑状态而改善失眠。不足之处几乎与SSRIs相同。

（4）其他抗抑郁药物：小剂量米氮平（15～30mg/d）能缓解失眠症状；小剂量曲唑酮（25～100mg/d）具有镇静效果，可以用于治疗失眠和催眠药物停药后的失眠反弹。

（5）抗抑郁药物与苯二氮䓬类受体激动剂（BZRAs）联合应用：慢性失眠常与抑郁症状同时存在，在应用抗抑郁药物治疗的开始阶段，同时联合使用短效 BZRAs，有益于尽快改善失眠症状，提高患者依从性。例如，唑吡坦和部分 SSRIs（帕罗西汀等）联用可以快速缓解失眠症状，提高生活质量，同时协同改善抑郁和焦虑症状。

## 92. 睡眠卫生教育的内容有哪些

答：睡眠卫生教育主要是帮助失眠患者认识不良睡眠习惯在失眠的发生与发展中的重要作用，分析寻找形成不良睡眠习惯的原因，建立良好的睡眠习惯。一般来讲，睡眠卫生教育需要与其他心理行为治疗方法同时进行，不推荐将睡眠卫生教育作为孤立的干预方式进行。

睡眠卫生教育的内容包括：①睡前数小时（一般下午 4 点以后）避免使用兴奋性物质（咖啡、浓茶或吸烟等）。②睡前不要饮酒，酒精可干扰睡眠。③规律的体育锻炼，但睡前应避免剧烈运动。④睡前不要大吃大喝或进食不易消化的食物。⑤睡前至少 1 小时内不做容易引起兴奋的脑力劳动或观看容易引起兴奋的书籍和影视节目。⑥卧室环境应安静、舒适，光线及温度适宜。⑦保持规律的作息时间。

## 93. 失眠患者记录睡眠日记有何益处

答：睡眠日记是每日将自己的睡眠习惯、生活节律及可能影响睡眠的各种因素进行记录的一种自我回忆的方法，日记至少 1 周以上，也可以 1 个月，但常用的以两周较易被接受。这种日记详尽地叙述了个人睡眠的真实状态和情况，故不仅能有助于睡眠障碍病因分类的诊断，而且对它的分析可以提高认知疗法的效果。

睡眠日记可以根据自己或医师建议的使用目的，而自由地设定记录项目或事宜，但当天起床时刻、就寝时刻、睡眠时间、觉醒次数、睡眠感觉（或睡觉质量）必须详加描述。此外，睡前、睡中有无服药、用餐时间、饮用的饮料、室内环境、情绪变化等也可以作为必要事项进行追加记录。对疑有发作性睡病者，对睡眠中可能发生猝倒、入睡幻觉、睡眠麻痹等异常表现出现的时间、程度、频度更要详细描记。

总之，对于任何一个有睡眠障碍的患者，若要迅速了解自己患病的原因，缓解或消除症状，记好睡眠日记是一种医患双利的好措施。

# 二、治疗篇

## （一）中医治疗

扫码听书

### 94. 中医如何治疗失眠

答：失眠在中医治疗上也要进行辨证论治。首先辨虚实，虚证多因脾失健运，气血生化不足，心脾两虚，心神失养而致多梦易醒，心悸健忘；或因肾阴不足，心肾不交，虚热扰神，则心烦不寐，心悸不安；或因心胆气虚，痰浊内生，扰动心神，则不寐多梦，易于惊醒。总因心、脾、肝、肾功能失调，心失所养而致，病程长，起病缓慢。实证多因郁怒伤肝，气郁化火，上扰心神，则急躁易怒，不寐多梦；或因宿食停滞，痰湿化热，痰热上扰，则不寐头重，痰多胸闷。总因火邪扰心，心神不安所致，病程短，起病急。其次还要辨脏腑，失眠的病位主要在心，与肝、脾、肾、胆、胃的气血阴阳失调有关。急躁易怒而失眠，多为肝火内扰；脘闷苔腻而失眠，多为胃腑宿食，痰浊内盛；心烦心悸，头晕健忘而失眠，多为阴虚火旺，心肾不交；面色少华，肢倦神疲而失眠，多为脾虚不运，心神失养。在治疗上以补虚泻实、调整阴阳为原则，同时佐以安神之品。大抵虚证多由于阴血不足或气血亏虚，治宜滋补肝肾或益气养血；实证宜清火化痰，消导和中。实证日久亦可转为虚证。虚实夹杂者，应先去其实，后补其虚，或补泻兼顾为治。同时，积极配合心理治疗亦十分重要。

## 95. 中医治疗失眠的常用方法有哪些

答：中医治疗失眠的常用方法有内治和外治两种。内治有汤剂和中成药，汤剂：龙胆泻肝汤、温胆汤、归脾汤、黄连阿胶汤、酸枣仁汤、补中益气汤、血府逐瘀汤等，根据患者病证辨证论治，随症加减；中成药有逍遥丸、生脉饮口服液、舒眠胶囊等，还可以使用单味药酸枣仁、丹参、三七、茯苓、蝉蜕等治疗失眠。外治法主要有针灸、推拿按摩、气功和刮痧等。

## 96. 失眠的中医证型及症状有哪些

答：失眠的中医证型可分为心脾两虚、阴虚火旺、心胆气虚、痰热内扰、肝郁化火 5 个证型。

（1）心脾两虚型：主要症状有多梦易醒，心悸健忘，头晕目眩，肢倦神疲，饮食无味，面色少华，或脘闷纳呆，舌质淡，苔薄白，或苔滑腻；脉细弱，或濡滑。治以补养心脾，以生气血；方选归脾汤。

（2）阴虚火旺型：主要症状有心烦失眠，心悸不安，头晕耳鸣，健忘，腰酸梦遗，五心烦热，口干津少，舌质红，少苔或无苔，脉细数。治以滋阴降火，养心安神；方选黄连阿胶汤、朱砂安神丸，随证选用。

（3）心胆气虚型：主要症状有失眠多梦，易于惊醒，胆怯恐惧，遇事易惊，心悸气短，倦怠，小便清长，或虚烦不寐，形体消瘦，面色㿠白，易疲劳，或不寐心悸，虚烦不安，头目眩晕，口干咽燥，舌质淡，苔薄白，或舌红；脉弦细，或弦弱。治以益气镇惊，安神定志；方选安神定志丸。

（4）痰热内扰型：主要症状有失眠头重，痰多胸闷，心烦，呕恶嗳气，口苦，目眩，或大便秘结，彻夜不寐。舌质红，苔黄腻；脉滑数。治以清化痰热，和中安神；方选温胆汤。

（5）肝郁化火型：主要症状有失眠，急躁易怒，严重者彻夜不寐，胸闷胁痛，口渴喜饮，不思饮食，口苦而干，目赤耳鸣，小便黄赤，或头晕目眩，头痛欲裂，大便秘结，舌质红，苔黄，或苔黄燥；脉弦数，或弦滑数。治以清肝泻火，佐以安神；方选龙胆泻肝汤。

## 97. 治疗失眠的中成药有哪些，如何正确服用

答：（1）天王补心丸：滋阴养血，补心安神；用于心阴不足，心悸健忘，失眠多梦，大便干燥。1 次 1 丸，1 日 2 次。

（2）柏子养心丸：补气，养血，安神；用于心气虚寒，心悸易惊，失眠多梦，健忘。1 次 1 丸（6g），1 日 2 次。

（3）解郁安神颗粒：疏肝解郁，安神定志；用于情志不舒，肝郁气滞等精神刺激所致的心烦，焦虑，失眠，健忘，更年期综合征。1 次 5g，1 日 2 次。

（4）归脾丸：益气健脾，养血安神；用于心脾两虚，气短心悸，失眠多梦，头晕头昏，肢倦乏力，食欲不振。1 次 8 ～ 10 丸，1 日 3 次。

（5）七叶神安液（片）：益气安神；用于心气不足所致的心悸、失眠。一次 50 ～ 100mL（1 ～ 2 片），1 日 3 次。

（6）安神补脑丸：养心安神；用于心血不足、虚火内扰所致的心悸失眠、头晕耳鸣。1 次 15 丸，1 日 3 次。

（7）舒眠胶囊：舒眠胶囊的主要组成药物是酸枣仁、柴胡、白芍、合欢皮、合欢花、僵蚕、灯心草、蝉蜕。疏肝解郁，宁心安神，用于肝郁伤神所致的失眠多梦，精神抑郁或急躁易怒，胸胁苦满或胸膈不畅，口苦目眩，舌边尖略红，苔白或微黄，脉弦。1 次 3 粒，1 日 2 次。

（8）养血安神颗粒：滋阴养血，宁心安神；用于阴虚血少，头眩心悸，失眠健忘。1 次 1 袋，1 日 3 次。

（9）乌灵胶囊：乌灵胶囊的成分是从我国珍稀药用真菌乌灵菌中分离并运用现代生物发酵而成的纯中药制剂。补肾健脑，养心安神；用于神经衰弱和心肾不交所致失眠，健忘，神疲乏力，腰膝酸软，脉细或无力等。1 次 3 粒，1 日 3 次。

（10）枣仁安神液：补心安神；用于失眠，头晕，健忘，1 次 10 ～ 20mL，1 日 1 次。

（11）百乐眠胶囊：百乐眠胶囊由百合、刺五加、首乌藤、合欢花、珍珠母、石膏、酸枣仁、茯苓、远志、党参、生地黄、麦冬、五味子、灯心草、丹参等药物组成，滋阴清热，养心安神。用于肝郁阴虚型所致入睡困难，多梦易醒，醒后不眠，头晕乏力，烦躁易怒，心悸不安等。1 次 4 粒，1 日 2 次，14 天为一个疗程。

（12）复方枣仁胶囊：复方枣仁胶囊由酸枣仁、丹参、五味子 3 味药经过加工制作而成。养心安神；用于心神不安，失眠，多梦，惊悸。1 次 1 粒，睡前服。

（13）枕中丸（孔圣枕中丸）：滋阴降火，交通心肾；用于心血不足、心肾不交所致的神经官能症、自主神经功能紊乱。1 次 1 丸，每日 2 ～ 3 次。

（14）宁神定志丸：补心益智，镇惊安神；用于心气不足所致的失眠、心悸、健忘等。1 次 3g，每日 2 次。

（15）磁珠丸：重镇潜降，交通心肾；用于心肾不交、心火浮扰所致的心悸失眠。每次 3 ～ 6g，每日 2 次。

（16）参松养心胶囊：由人参、麦冬、五味子、山茱萸、酸枣仁、桑寄生、丹参、赤芍、土鳖虫、甘松、黄连、龙骨等药物组成，具有滋阴补强、活血通络、安心养神的功效，治疗失眠标本兼治。

（17）丹栀逍遥散：在逍遥散的基础上加栀子和牡丹皮而成，在疏肝解郁、健脾养血的基础上又可清热，在临床中治疗肝气郁结、郁久化火的病证。

（18）甜梦胶囊：由刺五加、黄精、熟地黄、枸杞子、桑葚子、雄蚕蛾、淫羊藿、黄芪、党参、半夏、陈皮、茯苓、泽泻、山药等组成。既补肾阳也滋肾阴，对于妇人更年期阴阳失调、肾阴不足、心肝阳亢所致的失眠非常适合。

（19）新乐康：一种比较新的药物，含有皂苷、钩藤碱及萝芙木总碱，有镇静养心、除烦安神的作用。现代药理研究显示，本药具有对中枢镇静安神的作用，能够全面改善睡眠，安全性好。

## 98. 治疗失眠的中药单方有哪些

答：（1）合欢皮：安神解郁，活血消肿；用于情志所伤而引起的虚烦不安、失眠健忘等症。水煎 10g，晚上睡前顿服。

（2）柏子仁：养心安神，润肠通便；用于血不养心所引起的虚烦不眠等症。水煎 5g，晚上临睡前顿服。

（3）远志：宁心宁神，祛痰开窍，消痈肿；用于心神不安、失眠健忘等症。水煎 3g，晚上睡前顿服。

（4）酸枣仁：养心安神，敛汗；用于心肝血虚而引起的失眠，心烦不得卧。捣碎 15 ～ 30g，水煎，每晚临睡前顿服。

（5）首乌藤：养心安神，通络祛风；用于治疗失眠伴发多汗、血虚等症。水煎 9 ～ 15g，晚上睡前服用。

（6）苦参：清热燥湿，利尿散结，佐以安神；用于湿热证引起的失眠烦躁等症。取 500g，加水煎取 3 次浓缩至 1000mL，加入适量葡萄糖；成人 20mL，小儿 5 ～ 10mL，睡前服。

（7）僵蚕：用于失眠、风痰头痛。茶水冲服 3g（冲前微炒研末），每日 1 次。

（8）枸杞子：用于肾阴虚失眠。水煎 30g，每日 1 次。

（9）夏枯草：用于高血压失眠。水煎 20g，每日 2 次。

（10）菊花：用于高血压失眠。水煎 20g，每日 2 次。

（11）荷花：用于夏日失眠。水煎 15g，每日 2 次。

（12）橘核：用于更年期失眠。炒后研末 6g，用适量黄酒煎后，空腹服之，每日 2 次。

（13）灯心草：宁心安神，用于失眠。煎汤 12g，睡前服。

（14）珍珠母：用于肝阴不足，肝阳上亢引起的失眠。细末 0.2g 口服，睡前服。

（15）凤凰衣：用于产后失眠。水煎 3g，每日 1 次。

## 99. 如何用灸法治疗失眠

答：灸法是用艾绒或其他药物放置在体表穴位上烧灼或熨烫，借灸火的热力透入肌肤，以温经通络、调和气血，起到治病或保健作用的一种外治方法。其以艾绒为灸治材料者称艾灸法，采用其他材料施灸则称非艾灸法。艾灸法又可分为艾柱灸、艾卷灸、温灸器灸等。临床上以灸法治疗失眠，用艾条灸居多，常选用百会、涌泉、足三里等穴，采用晚上灸足三里、涌泉，早上灸百会、四神聪的方法。肝阳上亢者，不宜灸百会，改灸行间、丘墟。失眠施用灸法时，须辨别寒热虚实，因失眠的病机以“热”居多，无论其属实热和虚热，施灸均非所宜。只有当失眠患者伴有形寒肢冷、倦卧神疲、小便清长时，才是施灸的最佳时机。

（1）灸法1：选穴百会，每晚临睡前，在百会穴按照艾卷温和灸法，施灸10～15分钟。

（2）灸法2：选穴神门、心俞、足三里、太溪、百会、肾俞，每穴用艾卷悬灸10～15分钟，每日1次，10～15次1个疗程，选睡眠前灸治效果更好。

（3）灸法3：选穴心俞、肾俞、神门、足三里、三阴交，用艾条温和灸，每个穴灸5～10分钟（可双侧同时进行），使局部红热，每天睡前灸1次。也可在上背部用艾盒灸，每次15～30分钟，以局部潮红为度。若失眠较顽固，可在上述穴上直接进行麦粒灸，每穴灸3～5壮，以患者略感灼烫，但又可以忍受为度。每周2次或更多，每次必灸心俞、足三里。

## 100. 治疗失眠的常见穴位有哪些

答：（1）神门穴：位于腕部，腕掌侧横纹尺侧端，尺侧腕屈肌腱的桡侧凹陷处。主治心病、失眠、心烦、惊悸、怔忡、健忘、癫狂痫、胸胁痛等病证。

（2）内关穴：位于前臂掌侧，当曲泽与大陵的连线上，腕横纹上 2 寸，掌长肌腱与桡侧腕屈肌腱之间。主治失眠、癫痫等神志病证，心痛、心悸、胸闷、胸痛等心胸病证，胃痛、呕吐、呃逆等胃疾，上肢痹痛、偏瘫、手指麻木等局部病证。

（3）百会穴：在背部，后发际正中上 7 寸，当两耳尖直上，头顶正中。位于帽状腱膜中，有左右颞浅动、静脉吻合网，布有枕大神经及额神经分支。主治头痛失眠、目眩、鼻塞、耳鸣、中风、失语、脱肛、阴挺、久泻久痢等。

（4）失眠穴：位于足底跟部，当足底中线与内、外踝尖连线相交处，即脚跟的中心处，主治失眠、脚底痛等。

## 101. 如何用中药方外敷治疗失眠

答：中药方外敷是最常用的天然药物外治方法之一，它是将鲜药捣烂或是将干药研成细末后以水、酒、醋、蜜、植物油、鸡蛋清、葱汁、生姜汁、蒜汁、菜汁、凡士林等调匀，直接涂敷于患处或穴位。辨证使用中药方外敷治疗失眠，疗效可，无明显毒副作用，患者易于接受。常用外敷方如下：

（1）丹参粉、远志粉、硫黄粉、冰片粉各等量。将上药末混合，每次用 0.5 ～ 1g，以水或酒调匀，敷脐中，再以棉花填入至与腹部皮肤齐平后，用胶布固封。具有安神的作用，主治各型失眠。

（2）吴茱萸 9g，米醋适量。将吴茱萸捣烂，米醋调成糊状，敷于两足涌泉穴，24 小时后取下。具有安神的作用，主治各型失眠。

（3）吴茱萸、肉桂各等份。取上药研末，密封备用。临睡前取药粉 10g，调酒炒热敷于两侧涌泉穴，也可用其 5g 调蜂蜜为软膏，贴敷于一侧神门、三阴交，每日换药 1 次，左右两侧穴位交替使用。具有安神的作用，主治各型失眠。

（4）磁石 20g，茯神 15g，五味子 10g，刺五加 20g。先煎煮磁石 30 分钟，然后加入其余药物再煎 30 分钟，去渣取汁。将一洁净纱布浸泡于药汁中，趁热敷于患者前额及太阳穴处。每晚 1 次，每次 20 分钟。具有潜镇安神的功效，主治各型失眠。

（5）黄连 15g，阿胶 9g，白芍 9g，黄芩 9g，鸡蛋黄 1 个。将诸药（除阿胶）煎汤，入阿胶化开，再加入鸡蛋黄搅匀，摊贴于胸部。具有滋阴降火的作用，主治阴虚火旺型失眠。

## 102. 如何按摩治疗失眠

答：按摩治疗失眠通常采用以下方法。

（1）头颈部方法：患者坐位，医生用一指禅法从印堂穴向上推至神庭穴，来回 5 ～ 6 遍，再从印堂穴开始沿眶周往返 3 ～ 4 遍。用双手抹法治疗上述部位 5 ～ 6 遍。用右手五指分别置于督脉、膀胱经和胆经上，自前发际推向后发际 5 ～ 7 次，然后沿胸锁乳突肌拿捏，拿肩井、风池 5 ～ 7 次。

（2）腰背部方法：患者俯卧，医生用滚法、按揉法，时间 3 ～ 5 分钟，主要是心俞、肝俞、脾俞、肾俞、关元俞等穴位，若心脾虚者可多按揉心俞、脾俞，肾虚者可多按揉肾俞、关元俞。

（3）自我按摩：每晚临睡前：①揉三阴交，以拇指揉小腿内踝以上3寸（同身寸）处，左右各100次。②擦涌泉，以手掌对足心做摩擦动作，左右各100次。③摩气海，以食指、中指和无名指揉脐下一寸半处100次。④揉内关，以拇指揉另一手腕横纹以上两寸处，左右各100次。⑤揉神门，将拇指置于另一手腕掌面关节小指侧腕横纹处，进行揉按，左右各100次。

## 103. 如何足底按摩治疗失眠

答：足底按摩是以现代生物气息学说为理论依据，在足部实施手法，用以治疗全身性疾患的一种特殊按摩疗法。运用足底按摩治疗失眠通常选用头、甲状腺、十二指肠、胰腺、肝脏、肾脏、输尿管、膀胱、小肠、结肠、直肠等反射区，手法选择以拇指推法为主，并可结合点法、压法、揉法、捏法、握法等，每次治疗时间不少于20分钟，每日2次，连续10天为1个疗程。有效的治疗方法有：

（1）仰卧揉腹。每晚入眠前，仰卧床上，意守丹田（肚脐），先用右手按顺时针方向绕脐稍用力揉腹，一边揉一边默念计数，揉计120次；再换左手逆时针方向同样绕脐揉120次。

（2）踏豆按摩。用绿豆500g置铁锅中用小火炒热，倒入脸盆中，同时将双脚洗净擦干，借盘中绿豆余温，用双脚揉踏绿豆，边踩边揉。每天睡前1小时开始揉踏，每次30分钟左右。

（3）拍打涌泉穴。每晚睡前洗脚后，端坐床上，先用右手掌拍打左涌泉穴120次，再用左手掌拍打右涌泉穴120次，每次力度均以感到微微胀痛为宜。

## 104. 如何耳针治疗失眠

答：耳针治疗失眠常取心、肾、神门、皮质下、交感、内分泌等穴，治疗时每次两耳各取2～3个穴，轻刺激，留针30分钟，每日1次，10次为1个疗程。以耳针治疗失眠虽以上述穴位为主，但在应用上须结合耳穴探查法。耳穴探查法常用的为按压法。其具体操作是在患者耳郭与病变响应部位，用探针或火柴梗、毫针柄等物，以轻、慢、用力均匀的压力寻找痛点。当压到敏感点时，患者会出现皱眉、呼痛、躲闪等反应。临床上常选取压痛最为明显的一点为耳针的治疗点。应用耳针时，应严格消毒，谨防感染。一般先用2%的碘酒消毒，后以75%的乙醇脱碘。取穴：心、肝、肾、脾、胃、胆、脑点、皮质下、神门。施术：每次选穴2～5个，一般在一侧耳穴取穴，数日后更换到对侧耳郭取穴。选定耳穴后，可用耳穴探测仪、探针、火柴头、针柄等在穴区寻找反应点。常规消毒后，用镊子夹住图钉型或麦粒型针具的针柄，对准穴位刺入，用胶布固定。留针时间：夏天宜2～3天，冬天宜5～7天。因耳郭针刺较痛，近年来常选用磁珠、王不留行籽、菜籽、绿豆、药粒等压迫取穴，以胶布固定，被称为耳压疗法或耳穴压丸法。按压时手法宜由轻到重，使局部产生酸、麻、胀、痛感，以患者能忍受为度，每次按压1～5分钟，嘱患者每日自行按压穴位3遍以上。一般每周更换耳穴1次，夏日每周更换2次。

## 105. 如何拔罐治疗失眠

答：拔罐疗法是以罐为工具，利用燃烧、蒸气、抽气等造成负压，使罐吸附于施术部（穴）位，产生温热刺激，使局部产生充血或瘀血现象，从而达到治疗目的的一种自然疗法。市场上可买到的拔罐器种类有很多，常用的有竹罐、玻璃罐、抽气罐等。常用的拔罐方法有火罐法、抽气法、毫针罐法、温水罐法等。取穴：心俞、肾俞、脾俞、三阴交、足三里、内关。施术：刺罐法，留罐 5 分钟。亦可先用三棱针点刺上述穴位，用闪火法将罐吸拔在点刺的穴位上，留罐 5 分钟，先吸拔一侧穴，第 2 天再吸拔另一侧穴，两侧交替使用，每日 1 次，10 天为 1 个疗程。

## 106. 如何刮痧治疗失眠

答：刮痧疗法是一种用光滑扁平的器具蘸上润滑液体刨刮或者用手指钳拉患处以达到治病目的的一种简单自然疗法。人体皮肤富有大量的血管、淋巴管、汗腺和皮脂腺，它们参与机体的代谢过程，并有调节体内温度，保护皮下组织不受伤害的功能。刮痧的机械作用，使皮下充血，毛细血管扩张，秽浊之气由里出表，体内邪气宣泄，把阻滞经络的病源呈现于体表；使全身血脉畅通，汗腺充溢，而达到开泄腠理、痧毒从汗而解。此外，刮痧术通过经络腧穴刺激血管，使人体周身气血迅速得以畅通，病变器官和受损的细胞得到营养和氧气的补充，气血周流，通达五脏六腑，平衡阴阳，可以产生正本清源、恢复人体自身愈病能力的作用。刮痧术通过经络腧穴对神经系统产生良性的物理刺激，其作用是通过神经系统的反射活动而实现的。通过刮痧手法刺激有关的经络腧穴，反射性地调节自主神经的功能。刮痧可以促进正常免疫细胞的生长、发育，提高其活性。

刮痧还对消除疲劳、增强体力有一定作用。具体做法如下：

（1）取穴：①经络：背部督脉、足太阴经。②腧穴：百会、身柱、肝俞、三阴交、太溪、照海、申脉。

（2）施术：①患者取俯坐位或俯卧位。在施术部位抹上刮痧介质，用泻法线状刮拭背部督脉（自上而下）、足太阴经（自下而上）；并用泻法点状刮拭身柱、肝俞穴，均至痧痕显现。②患者改为端坐位，在施术部位抹上刮痧介质，用泻法点状刮拭百会、神门、三阴交、太溪、照海、申脉穴，均至痧痕显现。③症状渐消，睡眠好转后再用补法刮拭三阴交、太溪、照海穴，巩固疗效，15～20次。

刮痧对失眠有较好的疗效，但应在患者临睡前1～2小时内施术。刮痧时应注意观察患者反应，调整手法和轻重缓急。掌握得法可使患者在刮痧过程中入眠。在刮痧治疗的同时，必须配合精神安慰，使患者树立战胜疾病的信心，患者还应适当参加体力劳动和运动锻炼。

## 107. 中药泡足治疗失眠，常用哪些方剂

答：中药泡足可以治疗失眠。因为含有有效药物成分的药液在适当的温度下，经过一定时间，会渗入足部的毛孔，作用于足部神经，促使血管扩张，从而使脑部血液下流，解除脑部血液充盈状态，导致大脑神经放松，进而进入抑制状态。用中医的观点解释，可视为药液刺激足部穴位，通过经络达于心，起到安神作用。中药泡足的操作很简单，患者在每晚洗足之前，将泡足药物溶于开水之中，2～3分钟后，再将溶液倒入洗足水中，使水温保持在30～40℃，或是使双足能耐受的温度，然后将双足在药物中搓洗。每晚洗足25分钟左右，至下肢及背部微有汗出，然

后擦干双足即可入睡。

在泡脚时，常用中药主要有丹参、首乌藤、合欢皮、郁金、磁石、龙骨、五味子和酸枣仁，取适量上述中药制成液体药剂，放入保健浴足器内，让患者坐于靠背椅上，裸露双足，使双足浸没于药液中。

## 108. 睡前哪些方法有利于助眠

答：（1）棉团助眠法：用脱脂的棉花团塞住失眠者耳朵，半小时后即可入睡。

（2）人像助眠法：用一座甜蜜蜜地打着哈欠的半身人像，其表情诱惑力比较强，失眠者看到这个头像就会打哈欠，然后入眠。

（3）果香助眠法：将橙子、橘子、苹果等水果切开，放在枕头边，闻其芳香气味，因水果中的芳香气味具有镇静神经的作用，所以即可入眠。

（4）食醋助眠法：在睡眠前将 1 汤匙食醋倒入 1 杯冷水中喝下，也有助眠作用。

## 109. 如何用中药药枕治疗失眠

答：中药药枕是将具有挥发性、芳香性的中草药置于枕芯中，做成药枕，让患者睡眠时枕于头顶下，以达到治病养生的目的。中药药枕具有芳香开窍、怡神醒脑、安神益智、调养脏腑、养元强身、清肝明目、宣肺化痰、疏通经络和调整阴阳的功效。

常用的中药药枕如下：

（1）*黑豆磁石枕*。取黑豆 100g，磁石 100g，将黑豆、磁石打碎，装入枕芯，做成睡枕，具有安神助眠的作用，适用于失眠者。

（2）灯心草枕。取灯心草适量，将灯心草切碎，装入枕芯，做成枕头，具有安神助眠的作用，适用于心烦不眠者。

（3）大豆枕。取大豆适量，将大豆装入枕芯，做成睡枕，具有安神助眠的作用，适用于失眠患者。

（4）菊花枕。取菊花500g，将菊花反复筛选，置于布袋中，装入枕芯，做成睡枕，具有安神助眠的作用，适用于失眠者，对高血压所致失眠有较好效果，并可辅助治疗头晕、耳鸣。

（5）陈茶叶枕。取陈茶叶500g，茉莉花少许，将陈茶叶、茉莉花晒干，置于布袋中，装入枕芯，做成睡枕，具有安神助眠的作用，适用于失眠者。

（6）菖蒲枕。取石菖蒲500g，将石菖蒲置于布袋中，装入枕芯，做成睡枕，具有安神助眠的作用，适用于失眠健忘者。

## 110. 醋泡鸡蛋能治疗失眠吗

答：醋泡鸡蛋可调整与弥补人体营养状况，改善和提高新陈代谢水平，增强体质，提高抗病、免疫等防治疾病的功能。对高血压、脑血栓后遗症、气管炎、风湿痛、失眠多梦、便秘、胃下垂、肩周炎、糖尿病等效果较显著。取180mL原香醋装入大口瓶中，然后将1个洗净的生鸡蛋放入浸泡。经过1周，蛋壳被软化，只剩一层薄皮。挑开薄皮，把蛋清、蛋黄与原香醋搅匀，即成醋蛋。取醋蛋26～34mL，加适量蜂蜜及2～3倍的温开水调匀服用。早晨空腹服下，每日1次。1个醋蛋分7天服完，30～45天为1个疗程。

## 111. 桂圆能改善睡眠吗

答：桂圆又名“龙眼”，是南方一种佳果，开胃益脾，养血安神，壮阳益气，补虚长智。用于思虑过度及心脾血虚引起的惊悸怔忡、失眠健忘、食少体倦、脾虚气弱、便血崩漏、气血不足、贫血。《日用本草》记载其能“益智宁心”，《滇南本草》载其可“养血安神”。现代科学分析，龙眼含葡萄糖、蔗糖、蛋白质、维生素、矿物质、酒石酸等。果肉鲜吃、浸酒饮或干品煎服，均能补血安神。著名的中成药归脾丸专治神经衰弱失眠病，就是以龙眼肉为主药的。夜宵吃水果不利于消化，但如果睡眠不好，可以吃几颗龙眼，它有安神助眠的作用，能让你睡得更香。也可以取龙眼肉 5 ～ 10 枚，隔水蒸熟，再用沸水冲泡，代茶饮用。

## 112. 大枣能改善睡眠吗

答：大枣具有养胃健脾、益血壮身、益气生津的作用，用于胃虚食少、脾弱便溏、气血津液不足、营卫不和、心悸怔忡、妇女脏躁等症。有研究表明，大枣含有多种人体必需的营养物质，如糖类、黄酮类化合物、蛋白质、维生素 C、有机酸，其中的黄酮类化合物具有较好的安神健脑功效，催眠效果颇佳。睡前 2 ～ 3 小时，1 次吃大枣 5 ～ 10 枚，有助于睡眠，稍多一些无妨，洗净生食、煮熟吃均可。长期坚持或间断性吃均可。

## 113. 合欢花能改善睡眠吗

答：可以。合欢花为豆科植物合欢的干燥花序或花蕾，别名合欢米，异名夜花、乌绒。其味甘，性平，归心、肝经。有解郁安神之功，主要用于虚烦不眠、抑郁不舒、健忘多梦等症，也可用于诊疗跌打损伤和痈肿疼痛。现代药理研究证实，其有抗抑郁、镇静催眠、抑菌、清除自由基和抗肥胖的作用。

合欢花有宁神作用，用于治疗失眠健忘、神经衰弱，一般配合肉桂、黄连、首乌藤，水煎服。以下为合欢花治疗失眠常用方剂一则：合欢花、肉桂、黄连各10g，首乌藤12g，水煎服，每日1剂。

## 114. 酸枣仁能改善睡眠吗

答：可以。中医学认为，酸枣仁具有养心安神作用，主要用于虚烦不眠、心悸怔忡、多梦健忘等。现代药理研究表明，酸枣仁中的皂苷、黄酮有显著的镇静、催眠和安神作用，酸枣仁对中枢抑制药戊巴比妥钠具有协同作用。动物实验也验证酸枣仁具有催眠作用，可以延长睡眠时间。

## 115. 人参能改善睡眠吗

答：现代药理研究证实，人参不但能增强大脑兴奋过程，主要成分人参皂苷具有中枢抑制作用，使兴奋和抑制得到平衡，故适当服用人参可以改善睡眠。但人参的服用因人而异，且不宜过量。服用人参过量、过久，会引起高血压伴神经过敏、失眠、皮疹和晨泻，以及兴奋、不安和激动，反而加重了失眠。对人参过敏的患者也不宜服用人参。

## 116. 哪些水果可以改善睡眠

答：（1）荔枝：性温，味甘酸，有滋心阴、养肝血、填精髓、止烦渴等功效，可用于失眠、身体虚弱、病后津液不足等。

（2）苹果：性平，味甘酸，有补心益气、生精止渴、增强记忆、除烦解暑、醒酒等功效。

（3）桑椹：性微寒，味甘，有滋阴养血、补益肝肾、明目醒酒等功效，可用于治疗病后体虚贫血、失眠、自汗、盗汗、便秘、白头发、醉酒等。

（4）香蕉：香蕉的糖含量高，碳水化合物可以增加大脑中5-羟色胺化学成分的活动，助人入眠。

（5）葡萄：葡萄补气血，对心脾两虚、气血不足、心神失养的失眠者，食之颇宜。尤其是葡萄酒，还有滋阴补脾、益气安神的功效，适用于身体虚弱的失眠症。

## 117. 炖服猪脑能改善睡眠吗

答：猪脑益肾安神，健脑益智，可用于肾虚所致的失眠健忘、眩晕耳鸣等症。有研究表明，猪脑含有多种氨基酸和蛋白质，尤其是氨基酸含量很高，对人体中枢神经系统及大脑有保健作用。所以炖服猪脑可以改善睡眠。

（1）杞子山药猪脑汤：枸杞子25g，山药50g，猪脑（2个）30g，生姜、生葱各适量，食盐少许。山药、枸杞子洗净，猪脑洗去血浆；先把山药、枸杞子、姜、葱放入锅中，加清水500mL，用小火煲30分钟，放入猪脑，再煲30分钟，加入食盐调味即可。可佐餐食用，连服3～7天。

功效：滋补肝肾，安神益智。适用于糖尿病肝肾阴虚所致的失眠、耳鸣、健忘、头晕头痛、五心烦热、烦躁易怒、腰膝酸软等的辅助治疗。

（2）人参猪脑五味汤：猪脑2个，人参、五味子各6g，麦冬、枸杞子各15g，生姜4片，食盐少许。把猪脑、人参、麦冬、五味子、枸杞子、生姜分别洗净，一起放入炖盅内，加开水500mL，加盖后用小火隔水炖3小时，然后加入食盐调味即成。可佐餐食用。

功效：补气养阴，安神健脑。适用于失眠属心肺两虚、肾阴不足所致的头晕目眩、耳鸣多梦以及记忆力减退等的辅助治疗。

## 118. 如何用蜂蜜调节睡眠

答：蜂蜜可缓解神经紧张，促进睡眠，并有一定的止痛作用。蜂蜜中的葡萄糖、维生素、镁、磷、钙等能够调节神经系统，促进睡眠。

用法：睡前1匙蜂蜜（加入1杯温开水中），可以改善睡眠。采自苹果花的苹果蜜，镇静功能较为突出。

蜂蜜也有一些使用禁忌需要注意：①不宜与豆腐同食；②不宜与韭菜同食；③不能用沸水冲饮；④不宜与孜然同食。

## 119. 服用西药治疗失眠时还能用中药吗

答：可以。一些西药具有药物依赖和较强的副作用，中西医结合治疗失眠症不仅可以减少西药的药量和毒副作用，而且可以改善单一的中药功效，进一步改善睡眠质量，现代中药及中西医结合治疗可以养心安神，改善睡眠质量，并且减少西药的药量，提高用药的安全性。

## 120. 中医的七情和睡眠有什么关系

答：《素问·阴阳应象大论》与《素问·五运行大论》中记载：怒伤肝，悲胜怒；喜伤心，恐胜喜；思伤脾，怒胜思；忧伤肺，喜胜忧；恐伤肾，思胜恐。可见中医已经正确认识到精神因素与形体内脏、情志与情志之间，在生理病理上存在着相互影响的关系，而情志所致的心身疾病往往与睡眠的关系密切，它可以影响人体的阴阳气血，超常的、持久的情绪刺激引起失眠。

中医运用七情治疗失眠也有一定的优势，常见的方法有：

（1）激怒疗法：《素问·举痛论》云“怒则气逆”“怒则气上”，是指运用激怒的心理疗法，治疗思虑过度而气结、忧愁不解而意志消沉、惊恐太过而胆虚气怯等属于阴性的情志病变，以及阳气郁滞、气机阻塞、营血凝涩等躯体性病理改变。

（2）喜乐疗法：《素问·举痛论》云“喜则气缓”“喜则气和志达，营卫通利”，是指设法使患者精神喜悦，或引起欢笑，用积极愉快的情绪促使阴阳协调、气血和畅，从而可以治疗因为忧愁、思虑、悲哀等情绪活动所致的病变。

（3）惊恐疗法：《灵枢·本神》云“喜乐无极则伤魄，魄伤则狂”，是指喜伤心者，用恐吓的方法治疗。

（4）悲哀疗法：是指用悲哀平息激动、控制喜悦、忘却思虑。

## 121. 如何治疗高血压伴失眠

答：临床上，中西医对高血压合并失眠症的治疗各有干预的方式。西医主要是对症治疗，主要是通过对高血压患者使用具有降压和安神功效的药物，如苯二氮䓬类、非苯二氮䓬类短效药物。由于高血压失眠并发症患者具有较高的夜间血压，故建议晚间或睡觉之前服用。苯二氮䓬类药物治疗失眠效果显著，且辅助降压平稳，但是仍具有较强的药物依赖性和副作用。而非苯二氮䓬类药物使用范围小，尤其不能改善老年高血压失眠并发症患者，并也会伴有思睡、恶心和健忘等不良反应。中医认为，高血压失眠并发症是因肝肾阴虚阳亢，痰湿血瘀引起，故针对失眠的治疗主要是以补益肝肾，活血化瘀为主，临床上治疗失眠的滋补肝肾的中药有杜仲、桑寄生、天麻等，化痰消瘀的中药有半夏、陈皮、丹参等。

## 122. 与西医相比，中医药治疗失眠有哪些优势

答：一是全身调理，失眠是由很多原因引发的，用中药可治本，同时针对主症和兼症一起治疗，如耳鸣、头痛等；而西药只对症，治的是标。二是中药没有副作用，有些西药在治疗失眠的同时往往伴有头晕、头痛、口干等副作用。三是中药没有耐药性，久服也不易出现依赖性；而失眠者对西药常常产生依赖性。

## 123. 常用的安神类中药有哪些

答：（1）重镇安神

朱砂：镇心安神，清热解毒。主要用于心神不宁、心悸、不寐、惊风、癫痫、疮疡肿毒、咽喉肿痛、口舌生疮等。内服，只宜入丸、散服，每次 0.1 ～ 0.5g；不宜入煎剂。外用适量。

磁石：镇惊安神，平肝潜阳，聪耳明目，纳气平喘。主要用于肾虚肝旺、心神不宁、惊悸、失眠、癫痫、肝阳眩晕、肾虚耳

鸣耳聋、目暗、气喘等。煎服，15 ～ 30g；宜打碎先煎。入丸、散，每次 1 ～ 3g。

龙骨：镇惊安神，平肝潜阳，收敛固涩。主要用于心神不宁、心悸失眠、惊痫癫狂、肝阳眩晕及滑脱诸证。煎服，15 ～ 30g；宜先煎。外用适量。

琥珀：镇惊安神，活血散瘀，利尿通淋。主要用于心神不安、心悸失眠、惊风、癫痫，血瘀气阻所致痛经、经闭、心腹刺痛、癥瘕积聚以及淋证、癃闭等。研末冲服，或入丸、散，每次 1.5 ～ 3g。外用适量。不入煎剂，忌火煅。

（2）养血安神

酸枣仁：养心益肝，安神，敛汗。主要用于血虚心悸、怔忡、健忘、失眠、多梦、眩晕、体虚自汗、盗汗及津伤口渴咽干等。煎服，9 ～ 15g；研末吞服，每次 1.5 ～ 2g。炒后质脆易碎，便于煎出有效成分，可增强疗效。

柏子仁：养心安神，润肠通便。主要用于心悸失眠、肠燥便秘，还可用于阴虚盗汗、小儿惊痫等。煎服，10 ～ 20g。

灵芝：补气安神，止咳平喘。主要用于心神不宁、失眠、惊悸、咳喘痰多、虚劳证等。煎服，6 ～ 12g；研末吞服，1.5 ～ 3g。

缬草：安神理气，活血止痛。主要用于心神不宁、失眠、惊风、癫痫、血瘀经闭、痛经、腰腿痛、跌打损伤、脘腹疼痛等。水煎服，3 ～ 6g。外用适量。

首乌藤：养血安神，祛风通络。主要用于心神不宁、失眠多梦、血虚身痛、风湿痹痛及风疹疥癣等皮肤瘙痒症。煎服，9 ～ 15g。

合欢皮：解郁安神，活血消肿。主要用于心神不宁、忿怒忧郁、烦躁失眠、跌打损伤、筋断骨折、血瘀肿痛，以及肺痈、疮痈肿毒等。煎服，6～12g。外用适量。

远志：安神益智，祛痰开窍，消散痈肿。主要用于失眠多梦、心悸怔忡、健忘、癫痫惊狂、咳嗽痰多、痈疽疮毒、乳房肿痛及喉痹等。煎服，3～9g。外用适量。

## 124. 治疗失眠的食疗方有哪些

答：（1）猪心枣仁汤：猪心1个，酸枣仁、茯苓各15g，远志5g。把猪心切成两半，洗干净，放入净锅内，然后把洗干净的酸枣仁、茯苓、远志一块放入，加入适量水置火上，用大火烧开后撇去浮沫，移小火炖至猪心熟透后即成。每日1剂，吃心喝汤。此汤有补血养心、益肝宁神之功。可治心肝血虚引起的心悸不宁、失眠多梦、记忆力减退等。

（2）天麻什锦汤：取天麻5g，粳米100g，鸡肉25g，竹笋、胡萝卜各50g，香菇、芋头各1个，酱油、料酒、白糖适量。将天麻浸泡1小时左右，使其柔软，然后把鸡肉切成碎末，竹笋及洗干净的胡萝卜切成小片；芋头去皮，同水发香菇洗净，切成细丝。将粳米洗净入锅中，放入改刀的大朱料及白糖等调味品，用小火煮成稠饭状，每日1次，作午饭或晚饭食用。此汤有健脑强身、镇静安眠的功效。可治头晕眼花、失眠多梦、神志健忘等。

（3）龙眼冰糖茶：龙眼肉25g，冰糖10g。把龙眼肉洗净，同冰糖放入茶杯中，沸水，加盖闷一会儿，即可饮用。每日1剂，随冲随饮，随饮随添开水，最后吃龙眼肉。此茶有补益心脾、安神益智之功。可治思虑过度、精神不振、失眠多梦、心悸健忘等。

（4）远志枣仁粥：远志 15g，炒酸枣仁 10g，粳米 75g。将粳米淘洗干净，放入适量清水锅中，加入洗净的远志、酸枣仁，用大火烧开移小火煮成粥，可作夜餐食用。此粥有宁心安神、健脑益智之功效，可治老年人血虚所致的惊悸、失眠、健忘等。

（5）百麦安神饮：小麦、百合各 25g，莲子肉、首乌藤各 15g，大枣 2 个，甘草 6g。把小麦、百合、莲子肉、首乌藤、大枣、甘草分别洗净，用冷水浸泡半小时，倒入净锅内，加水至 750mL，用大火烧开后，小火煮 30 分钟。滤汁，存入暖瓶内，连炖两次，放在一块，随时皆可饮用。此饮有益气养阴、清热安神之功效。可辅助治疗神志不宁、心烦易躁、失眠多梦、心悸气短、多汗等。

（6）桂圆芡实粥：桂圆、芡实各 25g，糯米 100g，酸枣仁 20g，蜂蜜 20g。把糯米、芡实分别洗净，锅中加入适量清水，加入桂圆，大火烧开，移小火煮 25 分钟，再加入酸枣仁，煮 20 分钟，食前调入蜂蜜。分早晚两次服。此粥有健脑益智、益肾固精之功用。可辅助治疗老年人神经衰弱、智力衰退、肝肾亏虚等。

## （二）西医治疗

扫码听书

### 125. 什么样的失眠需要治疗

答：失眠是一种功能性的病变，不是器质性的疾病，表现有入睡困难、易醒、多梦等，心理、生理以及环境因素都可引起失眠。一般而言，由压力、刺激、兴奋、焦虑、疾病、高海拔或者睡眠规律改变造成的短暂性失眠对生活质量影响较小，可随引起失眠因素的消除而消除，因而无须特别治疗。而与之相对的长期失眠可致胸闷、气短、有气无力、脏腑功能紊乱、食欲减退、头晕头痛，甚则可出现抑郁状态，严重影响患者的生活、工作，因此长期失眠需要治疗，可采取心理治疗或者药物治疗。

## 126. 失眠在门诊治疗好，还是住院治疗好

答：根据失眠的严重程度决定，轻度的失眠偶尔发生，对生活质量影响小，可以在门诊治疗。中度或者重度的失眠，对生活质量的影响大，甚至严重影响患者的生活及工作，患者还伴随有焦虑、疲乏、易激惹等症状，需要住院进行进一步的规范诊疗，同时配合心理、环境干预治疗，才能较好地治愈失眠。在临床实践中，医生应根据失眠者不同情况，选择相应的治疗。例如，有的慢性顽固性失眠患者就需要专科医生为患者制定全程综合治疗程序，进行长期系统治疗；对于失眠亚临床患者给予针对性心理治疗加药物治疗的短程综合治疗便可；失眠亚健康者可以在专科医生或专科心理医生指导下，以养生自助为主，尽快恢复健康。

## 127. 失眠的治疗原则和用药原则是什么

答：失眠的治疗原则如下：

（1）明确诊断：根据失眠的不同类型及其临床特点选择用药。

（2）履行告知义务：治疗前向就诊者及其家人告知药物性质、作用、可能发生的不良反应及对策。

（3）尽量单一用药：用足量、足疗程治疗。如果用两种不同作用机制的镇静催眠药物，一定要注意配伍合理性和药物相互作用。

（4）密切观察病情变化和药物不良反应：尤其苯二氮䓬类药物应用时注意导致依赖、反跳性失眠、记忆受损和撤药综合征。老年人由于神经－运动功能受损，容易摔跤，更要高度警惕。

（5）妊娠和哺乳期用药的特殊关注：如果妊娠或哺乳期间妇女接受药物治疗，必须权衡药物对胎儿和婴儿的潜在风险。

（6）抗精神病药的合理使用：抗精神病药用于失眠治疗时最好和一线具有抗焦虑作用的催眠药联合使用，尤其注意氯氮平、奥氮平和喹硫平等仅被推荐作为二线或三线药物使用。

（7）考虑共病状况：不论是严格意义的共病或是广义的共病情况，均会产生联合用药的问题，因此必须关注药物安全性、药物相互作用、不良反应、耐受性和合并症等，因人而异地规划个性化用药计划。

治疗失眠的用药原则：①按需服用：偶尔失眠可不用药，除非长期失眠，通过锻炼、心理等调理，不见好转。②小量开始：若必须使用，应先从小量开始，无效时逐渐加量或不加量。③间断服用：若症状改善，应渐减少或渐停药。④交替服用：若必须长期服用，可考虑两种或以上药物交替使用，或用抗抑郁药代替，减少长期使用某种药物产生心理依赖。⑤若停药后出现失眠、焦虑等，导致无法停药，可用曲唑酮、米氮平等药替换。⑥短半衰期的药依赖可用长半衰期的替换。

## 128. 治疗失眠有哪些方法

答：主要包括非药物治疗和药物治疗。非药物治疗包括睡眠卫生教育、心理治疗、行为治疗、光照治疗。药物治疗包括使用镇静催眠药物治疗如苯二氮䓬类药物或非苯二氮䓬类药物，以及非镇静催眠药如抗抑郁药物等。中医治疗应明确病因病机，辨证论治，可采用情志疗法、中药、针灸、推拿等方法。

## 129. 失眠的非药物治疗方法有哪些

答：（1）睡眠卫生教育：建立良好的作息时间习惯，安静、舒适和安全的睡眠环境，不在床上阅读和看电视，每日适度锻炼，晚餐后不饮酒、咖啡和茶，睡前不过多饮食，如久不能入睡可做些单调的事，失眠者尽量避免白天小睡或午睡。

（2）心理治疗：纠正患者对睡眠和失眠认知信念的偏差，学会精神和躯体放松方法。

（3）认知行为治疗：通过改变不良睡眠习惯，进行睡眠卫生教育，以改变关于睡眠的消极思想、态度和信仰，并利用一系列行为方法来改善睡眠。

（4）光照治疗：一定强度的光线（7000 ～ 12000Lx）和适当时间的光照可以改变睡眠－觉醒节律。对治疗睡眠－觉醒节律障碍，如睡眠时相延迟或提前综合征特别有效。

## 130. 失眠的心理治疗方法有哪些

答：心理治疗是在治疗师与患者建立起良好治疗关系的基础上，由经过专业训练的治疗师运用专业的理论和技术，对患者进行治疗的过程。其目的是激发和调动患者改善现状的动机和潜能，以消除或缓解患者的心理问题与障碍，促进其人格的成熟和发展。心理治疗主要包括认知行为治疗（CBT）、一般心理治疗两种。①认知行为治疗：通过纠正患者在睡眠认知上的偏差，使之消除恐惧，改变患者非适应性睡眠习惯，减少自主神经和认知上的唤醒，改变睡眠的不良信念和态度，以改善睡眠质量。并通过刺激控制疗法和睡眠限制疗法纠正患者不合理的睡眠行为，帮助患者建立健康睡眠习惯。②一般心理治疗：除了认知行为治疗外的其他心理治疗，包括与患者进行交谈，倾听他们的诉说，理解患者内心的苦恼和需求，准确把握其情感变化，找出心理问题的症结所在，并且通过情感支持、心理暗示、意识转移和心理疏导等方法，发挥家庭－社会支持系统的作用，帮助患者摆脱心理因素造成的睡眠障碍。

## 131. 失眠的行为治疗方法有哪些

答：许多行为治疗可有效地治疗失眠，包括放松训练、生物反馈、控制刺激、睡眠限制等。控制刺激治疗包括限制睡前过度兴奋，过度思考问题，只在有睡意时才上床等。睡眠限制是避免过度卧床及白天打盹，按时起床，再结合白天活动、日光暴露等可稳定和启动时间节律系统而改善睡眠，并将生物反馈对于缓解失眠的共存症状作为首选方法。放松疗法适用于那些过度警醒而失眠的患者，单独使用对于慢性失眠患者疗效不佳。常用的放松疗法有肌肉放松训练、瑜伽、气功、太极拳等。

## 132. 西医治疗失眠的药物有哪几类

答：（1）苯二氮䓬类药物。如三唑仑、奥沙西泮、阿普唑仑、地西泮、劳拉西泮、艾司唑仑、氟硝西泮等，具有镇静催眠，抗焦虑和肌松弛作用，通过改变睡眠结构，延长睡眠时间，缩短睡眠潜伏期。

（2）非苯二氮䓬类药物。如唑吡坦、扎来普伦、佐匹克隆等，仅有单一的催眠作用，无镇静、肌松弛和抗惊厥作用，不影响正常的睡眠结构，但可改善患者的睡眠结构。在治疗剂量内，基本不产生失眠反弹和戒断反应，但其不良反应仍在观察。

（3）巴比妥类药物。根据其催眠作用可分为长效（6～8小时）、中效（4～6小时）和短效（2～3小时），是普遍性中枢抑制药。随剂量由小到大，相继出现镇静、催眠、抗惊厥和麻醉作用。

（4）抗抑郁药。如帕罗西丁、米氮平、左洛夫、多虑平等，此类药物是治疗由抑郁症引起的失眠的首选药物，如是原发性失眠，在传统的催眠药物治疗无效的情况下，可作为二线用药。

## 133. 常用的安定类药物有哪些

答：安定具有镇静、抗惊厥等作用。苯二氮䓬类药物的作用是镇静、安眠、抗惊厥和麻醉。安定类药物又称抗焦虑药。安定类药不仅影响中枢脑干系统，更会影响边缘系统而诱导人们入睡，醒后无明显困倦感，是当前使用较广泛的安眠药。常用的品种有安定、舒乐安定、佳静安定、氯硝基安定、氟安定等。其他安眠药类，常用的品种有水合氯醛、眠尔通、思诺思、松果体素等。

## 134. 苯二氮䓬类药物有何作用特点

答：苯二氮䓬类药物因具有镇静安眠作用强、起效快、疗效好、副作用轻、安全可靠等特点而成为目前临床应用最广泛的药物。苯二氮䓬类药物的作用与抑制性神经递质 γ-氨基丁酸系统（GABA）密切相关。苯二氮䓬类本身没有直接作用，主要是通过增强内源性 GABA 的作用。苯二氮䓬类药物和 GABA 均能增加彼此与受体部位结合的倾向。打开氯离子载体，氯离子内流。增加氯离子通道开放的频率和数量，因而降低细胞的兴奋性。

苯二氮䓬类药物具有抗焦虑、镇静催眠、抗惊厥、抗癫痫等作用，口服吸收良好，约 1 小时达血药峰浓度。其中三唑仑吸收最快。苯二氮䓬类的血浆蛋白结合率较高，因其脂溶性很高，故能迅速向组织中分布并在脂肪组织中蓄积。此类药物主要在肝药酶作用下进行生物转化。苯二氮䓬类及其代谢物最终与葡萄糖醛酸结合而失活，经肾排出。适用于焦虑、失眠、癫痫、中枢肌肉松弛等患者。

## 135. 苯二氮䓬类药物有何不良反应

答：不良反应：连续用药可出现头昏、嗜睡、乏力等反应，长效类尤易发生。大剂量偶致共济失调，过量急性中毒可致昏迷和呼吸抑制。但本类药物安全范围大，发生严重后果者少。静脉注射对心血管有抑制作用，治疗量口服则无此作用。同时应用吗啡或其他中枢抑制药、乙醇等可显著增强毒性。因可透过胎盘屏障和随乳汁分泌，孕妇和哺乳妇女忌用。本类药物虽无明显肝药酶诱导作用，但长期应用仍可产生一定耐受性，需增加剂量。久服可发生依赖性和成瘾，停药时可出现反跳和戒断症状（失眠、焦虑、激动、震颤等）。与巴比妥类相比，本类药物的戒断症状发生较迟、较轻。

当苯二氮䓬类药物合用其他中枢神经系统抑制剂时，如酒精、巴比妥类药物、阿片类物质和抗组胺药物，可能会增强药物的中枢抑制作用。一些制酸剂，可能会影响药物的吸收。氟伏沙明和其他细胞色素 P450 酶 CYP3A4 抑制剂也可抑制苯二氮䓬类药物代谢，明显增强其作用效果。地高辛的半衰期可被苯二氮䓬类药物延长，机制未明。

过量服用会产生视物不清、低血压、言语含糊不清、皮疹、肌无力、胃肠功能紊乱等不适，长期服用大于正常剂量，会引起躯体对药物依赖，会产生苯二氮䓬类戒断综合征，同时产生苯二氮䓬类对镇静和共济失调的耐药性。苯二氮䓬类经肝脏代谢，过量使用，会对肝功能产生损害。

急救方法有：①洗胃；②导泻；③应用中枢兴奋剂纳洛酮等催醒；④利尿，促进药物排泄；⑤使用特异性苯二氮䓬类受体拮抗药阻断苯二氮䓬类药物作用；⑥血液透析；⑦心理护理。

## 136. 常见的苯二氮䓬类药物有哪些，如何选用

答：苯二氮䓬类药物按药物的半衰期长短分为短效、中效、长效三类，常见药物如下：

（1）短效类（半衰期＜12 小时）：如三唑仑、咪达唑仑（速眠安）、去甲羟安定、溴替唑仑等。主要用于入睡困难和易醒。

（2）中效类（半衰期 12 ～ 20 小时）：常用的有羟基安定、氯羟安定、舒乐安定、阿普唑仑（佳乐定）、氯氮卓（利眠宁）等，主要用于入睡困难。

（3）长效类（半衰期 20 ～ 50 小时）：如安定、硝基安定、氯硝安定、氟基安定、氟硝安定等，对于早醒和惊醒后难以再入睡较有效。

对入睡困难者，选用作用快，半衰期短，超短效药物，例如咪达唑仑；易醒者，选用短效药物，例如奥沙西泮、阿普唑仑等；早醒者，选用半衰期长的药物，例如氯硝西泮。

## 137. 入睡困难的患者如何选药治疗

答：多数失眠者属于入睡困难，此时可选用起效快、消除快、半衰期短、无蓄积作用的短效类药物，如咪达唑仑、三唑仑等，这类药物起效快，能快速诱导入睡。对于一些躯体疾病引起的入睡困难应治疗原发病，伴有焦虑抑郁的患者要同时抗抑郁焦虑治疗。

## 138. 早醒的患者如何选药治疗

答：早醒患者表现为晨间易醒，在治疗原发病同时可选用长或中半衰期镇静催眠药，唑吡坦疗效较好，其他药物如地西泮、艾司唑仑、氯硝西泮、硝西泮等。合并抑郁者，可以选用增加睡眠的抗抑郁药，如米氮平等。

## 139. 偶尔失眠需要服用药物吗

答：不用。偶尔失眠可不服用安眠药，可以通过锻炼、心理等调理，建立良好的作息时间习惯，安静、舒适和安全的睡眠环境，每日适度锻炼，晚餐后不饮酒、咖啡和茶，睡前不过多饮食，如久不能入睡可做些单调的事，失眠者尽量避免白天小睡或午睡。纠正对睡眠和失眠认知信念的偏差，学会精神和躯体放松方法。

## 140. 老年人失眠如何用药治疗

答：老年失眠患者首选非药物治疗手段，如睡眠卫生教育，尤其强调接受 CBT–I（Ⅰ级推荐）。当针对原发疾病的治疗不能缓解失眠症状或者无法依从非药物治疗时，可以考虑药物治疗。老年失眠患者推荐使用非苯二氮䓬类或褪黑素受体激动剂（Ⅱ级推荐）。必须使用苯二氮䓬类（BZDs）药物时需谨慎，若发生共济失调、意识模糊、反常运动、幻觉、呼吸抑制时需立即停药并妥善处理，同时需注意服用 BZDs 引起的肌张力降低可能导致跌倒等意外伤害。老年患者服用安眠药后容易产生嗜睡和共济失调，选用安眠药物时，剂量应适当减少，老年患者的药物治疗剂量应从最小有效剂量开始，短期应用或采用间歇疗法，不主张大剂量给药，用药过程中需密切观察药物不良反应。此外，药物主要经肝肾代谢，长期服药的老年患者要定期复查肝肾功能，避免药物对肝肾功能造成损害。

## 141. 妊娠期哺乳期妇女失眠如何用药治疗

答：妊娠期妇女使用镇静催眠药物的安全性缺乏资料，由于唑吡坦在动物实验中没有致畸作用，必要时可以短期服用（Ⅳ级推荐）。哺乳期妇女应用镇静催眠药物以及抗抑郁剂需谨慎，避免药物通过乳汁影响婴儿，推荐采用非药物干预手段治疗失眠（Ⅰ级推荐）。现有实验表明，经颅磁刺激是治疗妊娠期及哺乳期失眠有前途的方法，但确切效果需要进一步的大样本观察。

## 142. 褪黑素能治疗失眠吗

答：能。褪黑素又名美乐托宁、松果体素，是松果体分泌的光信号肽类激素，由 5- 羟色胺转化而来。它的生理功能目前还没有完全研究清楚，但研究发现，褪黑素在调节动物的昼夜节律和季节节律以及机体睡眠觉醒节律方面具有重要作用，可以用来治疗由于生理节律紊乱引起的周期性失眠，如飞行时差、倒班工作等。而且有研究认为，老年人脑内褪黑素水平的降低可能是老年人睡眠质量下降的原因之一，因此褪黑素也应用于改善老年人的睡眠质量。

## 143. 治疗失眠一旦服药就不能停药吗

答：在门诊，很多人担心治疗失眠一旦服药就不能停药。其实，只要失眠患者遵从医嘱，科学服用失眠药物，这种担心是多余的。失眠服药一段时间后可以停药，安眠药在使用有效后，应逐渐减量、停药，以免产生依赖性与耐受性，同时要配合心理、环境干预治疗，逐渐延长睡眠时间，提高睡眠质量。

## 144. 如何识别是失眠还是焦虑抑郁

答：焦虑是以焦虑情绪体验为主要特征的一种神经症，抑郁症又称抑郁障碍，以显著而持久的心境低落为主要临床特征，是心境障碍的主要类型。失眠症通常以失眠为唯一症状，睡眠时间减少或质量下降，导致醒后不适感、疲乏或白天困倦等，明显影响日间社会功能或生活质量，通过症状、焦虑量表评分可以区别。

## 145. 如何治疗抑郁合并失眠

答：失眠患者有明显抑郁症状，可应用三环类药物，如阿米替林、丙咪嗪、氯丙咪嗪和马普替林等；5-羟色胺与去甲肾上腺再摄取抑制剂，如文拉法辛、度洛西汀；中枢突触前膜 $\alpha_2$受体阻滞剂米氮平。三唑吡啶类抗抑郁剂盐酸曲唑酮可拮抗 5-$HT_2$，抗抑郁作用虽然有限，但有镇静催眠效应，对抑郁性失眠可起到治疗作用。然而，当抑郁和失眠症状缓解消失时，镇静作用就变为不良反应，此时应调整剂量或换用无镇静作用的药物。应注意，治疗抑郁症的一线药物 5-HT 再摄取抑制剂对抑郁性失眠疗效不佳，甚至治疗早期可加重失眠和焦虑症状，仅帕罗西汀和氟伏沙明有镇静作用，治疗中应用苯二氮䓬类应视为常规。

## 146. 如何治疗焦虑合并失眠

答：焦虑性失眠典型表现为入睡困难或易醒，常从梦中惊醒出现恐惧感，使患者无法入睡或不能持续睡眠，主要以入睡困难为主，选用失眠药物时，选择可快速诱导入睡的超短效、半衰期短的苯二氮䓬类药物，如咪达唑仑、三唑仑等，这类药物起效快，能快速诱导入睡，同时适当配合抗焦虑药物治疗。

## 147. 如何治疗心脏疾病合并失眠

答：（1）睡眠心理指导：①正确对待心脏疾病，克服焦虑、恐惧心理。②纠正错误的睡眠理念，如有的患者认为每晚一定要睡够 6 小时以上，少于 6 小时就感觉不满意，有的患者总担心失眠会导致死亡或癫狂等。③心血管病患者以右侧卧位为宜，睡前温水泡脚有利于入眠。

（2）抗焦虑药治疗：对睡前焦虑、紧张、入睡困难者可予抗焦虑药治疗：①阿普唑仑 0.4 ～ 0.8mg，睡前服。②阿米替林或多噻平 25mg，睡前服。

（3）镇静安眠治疗：对入睡困难、睡眠时间短、多梦、早醒患者可适当给予镇静安眠药物治疗：入睡困难者可选用三唑仑 0.125 ～ 0.25mg 睡前服用，或阿普唑仑 0.4 ～ 0.8mg，或艾司唑仑 1 ～ 2mg 睡前口服。早醒和醒后不能入睡者可选用氟安定 15 ～ 30mg 临睡前用。酒石酸唑吡坦对入睡困难、易醒、多梦等有肯定疗效，而且不易成瘾，睡前 5 ～ 10mg 口服。值得注意的是，老年人或体质虚弱者宜从小剂量开始，合并有夜间睡眠呼吸暂停的患者不宜使用苯二氮䓬类药物。

（4）抗抑郁治疗：可选用阿米替林、氯丙米嗪、多虑平等，对于老年人或用上药未见改善者选用氟西汀、文拉法辛、吗氯贝胺等，维持治疗 3 ～ 6 个月。高血压患者慎用文拉法辛和吗氯贝胺。

## 148. 如何治疗慢性阻塞性肺病合并失眠

答：慢性阻塞性肺病合并失眠治疗，除治疗原发病外，还应注意以下几点。

（1）治疗原则：①积极纠正低氧血症，控制咳喘症状，改善睡眠质量。②镇静药的使用应以小量、短程为主，尤其是年老体弱患者。③氨茶碱和激素类药在病情许可的情况下，尽可能避免在睡前使用。

（2）夜间通气量过低所致睡眠障碍的处理：治疗这种睡眠障

碍，通常在睡眠期间先给予氧气吸入，若无法改善夜间缺氧时，或因血液二氧化碳浓度太高，经常诉说睡醒后头痛者，可给予呼吸中枢兴奋剂，如安宫黄体酮（能改善 COPD 患者在醒觉时及 NREM 期的通气量，减少呼吸暂停次数）、醋氮酰胺（能提高白天及夜间动脉血氧浓度）等。若情况未见改善，或合并有胸廓畸形、呼吸神经肌肉障碍、睡眠呼吸暂停等，应考虑在睡眠时间使用无创呼吸器治疗。

（3）合并 SAS 治疗：除了睡眠中给氧治疗外，必要时须加无创呼吸器治疗。

（4）失眠治疗：酒石酸唑吡坦对入睡困难、易醒、多梦等有肯定疗效，睡前 5mg 口服，或艾司唑仑 1 ～ 2mg 临睡口服。合并焦虑者可予丁螺环酮 5 ～ 10mg 口服。

## 149. 如何治疗阻塞性睡眠呼吸暂停综合征合并失眠

答：阻塞性睡眠呼吸暂停综合征合并失眠患者应减肥，以改善高碳酸血症及日间瞌睡状态。若阻塞严重者，需行气管切开造口术，夜间持续低流量吸氧可防止低氧血症，并可适度使用部分药物治疗，如甲羟孕酮安宫黄体酮、普罗替林、乙酰唑胺等。最后，针对打鼾治疗，避免睡前饮用含酒精的饮料、催眠药，睡眠时可卧向一侧并将头部抬高。

## 150. 失眠患者是否必须服用安眠药

答：偶尔失眠可不用此药，通过锻炼、心理等调理，可以治愈疾病。中度或者重度的失眠，对生活质量的影响大，甚至严重影响患者的生活及工作，患者还伴随有焦虑、疲乏、易激惹等症状，需要服用安眠药，同时配合心理、环境干预治疗，才能较好地治愈失眠。

## 151. 老年人失眠应如何选用安眠药

答：相对来说，老年人失眠应选用较安全的安定类药物，可选用安定、硝基安定、舒乐安定，品种现在也很多，应从小剂量开始使用，一段时间后更换一种，以减缓耐药性的产生。不可采用苯巴妥钠及阿米妥等药物，因为这些药物能造成头昏脑涨、步态不稳、容易跌跤，还可产生类似动脉硬化性痴呆及智力障碍，尤其是肺性脑病的患者禁用。除此以外，一些中成药也有一定效果，可酌情选用。

老年人服用安眠药一定要选择最适合自己的安眠药；要按需服用，以达到既能睡好觉又不影响次日活动的效果；同时应根据自己的身体情况适当减少安眠药的服用剂量。

## 152. 服用安眠药的正确方法是什么

答：在服用安眠药的时候从最小剂量开始，以最小药量达到满意的睡眠。最好不要总服用，建议间断服用，连续服用最好不要超过 4 周，以免成瘾。另外对于长期使用安眠药的患者，不能突然停用。突然停药会出现失眠反弹，有时会引起某些精神疾病复发。减药前最好取得主诊医生同意和指导，千万不要私自随便增减药量。在服用的时候不要和烟酒同时使用。次日有重要工作或事情时可使用，次日为周末时不要服药。必要时，可选用两种短效的非苯二氮䓬类安眠药交替使用，以避免由于每日使用同一种药或长效安眠药带来的药物依赖性、耐受性和成瘾性。

## 153. 新型安眠药有哪些

答：20 世纪 80 年代后期，人们开发了新一代非苯二氮䓬类催眠药，主要包括唑吡坦、扎来普隆、佐匹克隆。唑吡坦能显著缩短入睡时间，同时能减少夜间觉醒次数，增加总睡眠时间，改善睡眠质量，次晨无明显后遗作用。扎来普隆、佐匹克隆等药物口服吸收良好，半小时达血液浓度高峰，药物代谢排泄快，半衰期为 3 ～ 6 小时，经肾脏代谢。本类药物治疗指数高，安全性高。基本不改变正常的生理睡眠结构，不产生耐受性、依赖性。

（1）唑吡坦（zolpidem）：是咪唑吡啶类衍生物，有很强的睡眠诱导作用，作用快，服药后 30 分钟起作用。在血中的半衰期大约 2.5 小时，是短效镇静安眠药物。主要作用于睡眠周期的 NREM 第 2 睡眠时相，对快速眼动相的作用轻微。在较大剂量时，非快眼动期睡眠第 2 期和第 3 ～ 4 期时间延长，快眼动睡眠期睡眠时间缩短，停药引起的睡眠紊乱较轻。对呼吸有轻度抑制作用。不引起肌肉松弛，对白天活动影响较轻。

（2）佐匹克隆（zopiclone）：为短效镇静催眠药。适用于缓解广泛性焦虑障碍相关失眠症患者的入睡困难，夜间易醒或早醒等症状。通常服用 7 ～ 10 天，最大处方量不应超过 1 个月。一般成人睡前服用 1 片（7.5mg），每次不应超过此剂量。老年人或体弱者、肝功能不良或慢性呼吸功能不良的患者，建议起始量 3.75mg，如疗效不佳可增至 7.5mg。

（3）扎来普隆：广泛性焦虑障碍相关失眠症患者的主要表现为入睡困难，而扎来普隆半衰期短，起效快，能缩短入睡时间，适用于广泛性焦虑障碍相关失眠症患者入眠困难的短期治疗。成人口服 1 次 5 ～ 10mg（1 ～ 2 片），睡前服用或入睡困难时服用。老年患者、糖尿病患者和轻中度肝功能不全的患者，推荐剂量为 1 次 5mg（1 片），每晚只服用 1 次。持续用药时间限制在 7 ～ 10 天。

## 154. 奥氮平可以用来治疗失眠吗

答：奥氮平片适用于精神分裂症和妄想、幻觉、思维障碍、猜疑、情感淡漠、言语贫乏等精神病患者，对失眠有一定的作用，但是长期服用会引起嗜睡等副作用的产生。因此奥氮平不作为失眠的首选药物。

## 155. 哪些人不宜服用安眠药

答：不宜服用安眠药的人包括：孕妇、哺乳期妇女、儿童、机动车司机、航空和高空作业者、嗜酒成瘾的人、严重的神经肌肉病患者、睡眠呼吸暂停综合征患者、慢性阻塞性肺疾病患者、闭角型青光眼患者等。需要特别注意的是：

（1）孕妇不能服用安眠药。市场上有些安眠药里面的成分可能会使婴儿畸形，在怀孕期间服用安眠药，如果发生问题，对于婴儿的伤害就是无法挽回的。孕妇怀孕期间如果失眠，必须听从医生的安排，切勿自己服用一些安眠药物。

（2）哺乳期的妇女不能服用安眠药。安眠药的成分很有可能会通过乳汁让婴儿吸收，从而对他们造成不好的效果。

（3）年老体弱的人服用安眠药时需要注意。这一类人身体的抵抗力比较差，新陈代谢速度慢，夜晚服用一些种类的安眠药之后，到了白天还有较大的残留，很可能会给他们带来一定危险。

（4）有心脏、肾脏、肝脏功能障碍的人不宜随意服用安眠药。若不根据医生医嘱随意服用，很可能使原病情加重甚至产生危险。

## 156. 服安眠药停药后症状反弹怎么办

答：服用安眠药必须掌握正确的停药方式，骤然停药是最不明智的方式，因为它可能会引起“戒断现象”。临床上一般是先将短效性的安眠药换成长效性的安眠药物，这可以保证血中的药物浓度以较平缓的速度衰减，使得戒断现象不易发生，此后再逐步地减轻剂量，最终视情况停药。

## 157. 服安眠药第二天感觉昏昏沉沉怎么办

答：最常见的“宿醉”症状见于多种安眠药，尤其是苯二氮䓬类药物，如安定、舒乐安定等。宿醉现象即患者服药后能安然入睡，醒来后却出现头昏、注意力不集中等症状。此时可改用新型的安眠药以减少宿醉症状的发生。

## 158. 经颅磁刺激治疗失眠的效果如何

答：经颅磁刺激（transcranial magnetic stimulation，TMS）技术是通过线圈产生高磁通量磁场无衰减地穿过颅骨，在神经组织中产生电场梯度。继发产生感应电流，使神经细胞去极化。TMS可使皮质兴奋性、血流灌注、代谢和神经内分泌等发生变化，以其可进行深部刺激、无痛、非介入等优点，在基础和临床研究与应用中得到迅速发展。

5-HT 对睡眠 - 觉醒周期具有调节作用，是 NREM 期睡眠起始的必要条件。对失眠症进行 TMS 治疗，可以增加突触间隙的 5–HT 浓度，能够改善睡眠，改善患者抑郁和焦虑状态。TMS 还可增加人类纹状体和边缘系统多巴胺释放，脑内多巴胺神经元活动与睡眠 – 觉醒有密切的联系，因此对失眠症进行 TMS 治疗能够改善患者睡眠觉醒调节机制，改善睡眠。

TMS 作为一种新型无痛、无创的治疗技术，治疗效果好，安全性高，不良反应小，对患者的认知功能无损害，且有一定的改善作用，是失眠症安全有效的一种治疗方法。

## 159. 远红外治疗仪治疗失眠效果如何

答：远红外治疗仪是根据人体正常组织与病变组织对特定波长的光能量照射具有选择性吸收的特性而设计的。利用红外光辐射作用于病变组织，使其吸收并产生热固化效应、生物辐射共振吸收效应和微循环效应，以促进局部组织的毛细血管血流加快，改善微循环，促进局部新陈代谢，增强机体的生物免疫功能，从而改善组织的营养状态，达到治疗疾病的目的。

远红外治疗仪产生的红外线可穿过皮肤，直接使肌肉、皮下组织等产生热效应。加速血液物质循环，增加新陈代谢，减少疼痛，增加肌肉松弛，产生按摩效果等。对失眠有一定的辅助作用。

## 160. 频谱治疗仪治疗失眠效果如何

答：频谱治疗仪一般是宽频设计，它的频谱几乎涵盖了所有人体组织细胞的频率范围，作为一种保健型治疗仪，还无法精确治疗某种特定的疾病，目前尚不能明确其对失眠的治疗效果。

## 161. 服维生素是否能治疗失眠

答：由于睡眠是受中枢神经系统控制的，神经营养不良或营养失调，尤其是人到老年脑内松果体退化、褪黑素分泌失活，均是造成失眠的原因。而增加相关的维生素，会对睡眠有促进作用，维生素 $B_1$、维生素 $B_6$、烟酸（维生素 $B_3$）和维生素 E 可改善神经系统的新陈代谢，改善睡眠。

## 162. 治疗失眠应单一用药还是联合用药

答：失眠症的首次治疗主张单一用药，在服用安眠药的时候从最小剂量开始，以最小药量达到满意的睡眠。如果病情不能控制，可在医师指导下联合用药，联合用药的方式有两种，西药联合、中西药联合等形式。

## 163. 抗精神病药物可以用来治疗失眠吗

答：抗精神病药（Antipsychotic drugs）又称强安定药或神经阻滞剂（Neuroleptic），主要用于治疗精神分裂症和预防精神分裂症的复发，还用于治疗其他精神病性精神障碍。适合精神分裂症或者抑郁症伴失眠患者使用，抗精神病药物不应作为治疗儿童、成人或老年人原发性失眠的常规药物。

## 164. 如何治疗高原性失眠

答：（1）治疗原则：治疗原发病为主，对于有心肺功能不全、高血压、贫血等疾病的患者，应避免进入高原地区，同时做好体检工作。

（2）治疗方法：①进入高原前首先要通过正规医院体检，心、肺、脑和血液系统疾病患者，不宜进入高原。同时，进入高原前要做好准备工作，可向有高原生活经验的人员或医生请教，请他们讲一些高原特点和生活注意事项，禁烟酒，防止上呼吸道感染。②要有良好的心理素质，保证乐观情绪。避免过分担心，思想焦虑，而造成睡眠欠佳。③伙食应选择高热量易消化食物，不可暴饮暴食，晚餐时应注意不可过量，以免增加胃肠道负担，使心肺受压，造成胸闷心慌。初入高原的人，睡眠时可采用半卧位，以减轻心肺负担。④赴高原地区时应尽量逐步适应，避免速度过快或一次达到目标。⑤及时处理不适反应，有条件时可于睡觉前吸氧，以改善心、脑细胞的缺氧状态。

## 165. 如何治疗眩晕伴失眠

答：对一些中老年女性来说，会常出现眩晕、失眠多梦、记忆力下降等症状，这些症状多由脑供血不足所引起，而脑供血不足其实就是后循环缺血。如果长期如此不加以治疗调理的话，对患者健康危害是很大的。对于一些比较严重的患者，像经常有眩晕，有时还会伴有视物不清、严重失眠的患者来说，这时是可以考虑进行输液治疗的，如培他司汀、山莨菪碱针、丹参等活血药静滴治疗，会起到不错的疗效。除了一些必要的药物治疗缓解症状外，也要做好各方面的护理，比如要保证安静的环境和充足的睡眠，平时工作生活中要避免过度用脑和精神紧张，保持一个好的心态，对健康是十分有利的。

## 166. 中风患者出现失眠怎么办

答：由于种种原因，中风患者经常出现失眠的情况，要摆脱失眠的困扰，应注意以下几方面：有些患者由于过多思虑自己的病情，从而影响到了大脑的中枢调节功能。患者应正确对待自己的病症，做到早晨定时起床，并进行适当的锻炼，保持日常生活的规律性。白天不要睡眠过多，尤其在晚间临睡前进行活动训练，以免大脑皮层协调不一致。睡眠时的室温应保持在20℃左右，同时保持室内安静。晚餐不宜过饱。傍晚不要饮用茶、咖啡等，以免引起兴奋。床的硬度应根据患者的习惯，被褥应松软，如着衣应干爽、宽大。枕头的高度，成人以6厘米左右为宜，枕芯最好选择有静心、安神成分的药枕。

## 167. 癌症患者伴有失眠如何治疗

答：由于心理担忧、疾病折磨，以及反复的治疗都会对癌症患者的睡眠有所干扰。癌症患者睡眠质量下降，机体的免疫功能、内分泌等都会产生异常，影响癌症患者的身体健康和情绪状态。所以癌症患者的失眠需要引起重视，不仅要靠医护人员的治疗和护理，更重要的是靠患者自己的努力。

（1）消除不良心态，做好心理调节。患者应对自己所患的疾病以及因治疗而引发的不良反应有一个正确的认识，勇于面对现实，努力排除担心、紧张、焦虑、恐惧等心理，使自己保持一个平静而稳定的心态。

（2）改善睡眠环境，并尽快适应新的环境。一个熟悉、清静、温暖、空气流通的环境有利于患者入睡。睡觉的环境应尽量避免声音强光等的干扰。对新的环境宜采取积极的态度去适应，不要一味地抱怨和抵触。

（3）积极防治不能耐受的疼痛或不适。夜间疼痛往往是造成失眠的主要因素。根据疼痛的原因、部位和性质，采用多种疼痛的方法，如镇静剂、止痛剂、针灸等缓解或消除疼痛，使患者趋于平静，尽快入睡。

（4）积极治疗引起睡眠障碍的其他病证。若患者同时还伴有其他病证，如咳嗽、咯痰、呕吐、气促、心慌、尿频、腹泻等，除了积极治疗原发病外，对以上影响睡眠的各种病证应及时进行治疗，如镇咳、利痰、止呕等。

（5）根据治疗和康复计划合理安排并调整作息时间。建立能适合于疾病治疗及康复的生活规律。早晨按时起床，适当进行户外活动，坚持午睡，但应避免时间过长。白天不宜卧床过久，避免似睡非睡的昏蒙状态。晚上按时睡觉。

（6）白天应进行适当的娱乐活动或体育锻炼。但避免睡前参与能使大脑兴奋或情绪激动的活动，如听节奏强烈的音乐，看紧张刺激的书籍和影视，玩一些“上瘾”的电子游戏如棋牌等具有较强竞争性和对抗性的项目。与他人交谈聊天应避免引起辩论争执的话题，避免过于强烈的情绪变化和激动，如大喜、大怒等。

（7）注意睡前饮食。晚餐要适量，不宜吃对胃有刺激性的食物，避免在过饱或饥饿状态下入睡，睡前不宜饮用咖啡、茶等可引起大脑兴奋的饮料。

（8）合理使用镇静安眠药。对于长期和较严重的失眠患者给予镇静、安眠药是必要的，但应注意合理用药，切不可滥用。镇静安眠药具有一定的副作用和毒性，如疲乏无力、精神不振、头晕、记忆力减退等。某些药物还能引起皮疹或过敏，少数能引起造血系统的障碍，使白细胞、血小板减少，给抗癌治疗造成困难。所以要从小剂量开始，不同药物交替使用。

## 168. 手术前患者出现短暂性失眠需要治疗吗

答：患者手术前后所造成的失眠症，术前大多因为精神紧张造成的，所以消除患者对麻醉及手术的顾虑是十分重要的。首先要向患者简单地介绍麻醉及手术施行方案和安全措施，以消除其思想顾虑。对于术前失眠者在解释工作无效的情况下，可给予口服催眠药，或加安定药，以使其能安眠休息。一般情况欠佳，如年老、体弱及病情较重者，用药剂量应酌减；年轻体壮，情绪高度紧张或甲亢患者，用药剂量应增加。一般给中效类安定药即可。而术后失眠症的关键因素是疼痛和被迫体位。术后的疼痛一般是可以耐受的，只要正确地引导及疏导，术后由于疼痛或体位造成的失眠症，会随着时间的延长而逐渐改善。

## 169. 主观性失眠的治疗用药应注意什么

答：该病治疗策略为解决入睡困难，维持中段睡眠，防止早醒；尽量保持原有的睡眠生理结构；改善患者的生活质量。

理想的睡眠药物选择，最好符合下述条件：①能很快催眠。②对睡眠结构不造成紊乱。③无宿醉作用。④对记忆无损害。⑤无呼吸抑制作用。⑥不引起药物依赖。⑦与酒精和其他药物无相互作用。就目前的药物很难达到上述条件。药物治疗的环节注重入睡时间、睡眠维持时间、睡眠质量和次日精神状态、社会功能等。

## 170. 如何治疗妊娠期妇女失眠

答：妊娠期妇女的失眠是由许多方面的原因所引起，如妊娠反应因素，疼痛因素及仰卧因素等，所以其治疗也是多方面的。属于心理方面的原因可通过解除不必要的顾虑，保持良好的心境，像听轻松舒缓的音乐，看愉悦身心的风光片，放松训练或者请心理医生帮忙，运动心理疗法来解决；属于病理方面的原因，一定请医师及时诊治，以免加重病情；属于睡眠体位不当者，在妊娠晚期一定要采取正确的睡眠姿势，即左侧卧位。

## 171. 为什么失眠治疗药物使用的时间越长疗效越差

答：有些催眠药物，如眠而通、安眠酮、苯巴比妥等，开始服用时较小剂量即能起到催眠作用，但经常或连续服药一段时间，就会感到作用逐渐减弱，不能达到初始服用的效果，必须加大剂量方可奏效。这是由于药物在人体内会受到肝脏中药物代谢酶即肝药酶作用的缘故。药物进入血液及作用部位发挥作用，然后在肝药酶的作用下被分解。常服上述催眠药，会使肝药酶的量增多，医学上把这种情况称为药物的“诱导现象”，这些药物便成为肝药酶的“诱导剂”。当肝药酶增多，血液中的药物便受到酶的分解，其浓度就会降低，以至达不到初治时发挥疗效的有效浓度，当然也就不能产生催眠效果了，此时只有增大药物剂量，才能达到治疗目的，这就叫连续用药的“耐受性”。为了避免可能导致的不良后果，切不可长期滥用此类药物。解决这个问题的最佳办法是在医师指导下用药，必要时采取两种催眠药交替服用或间断服用的方法。

## 172. 心理暗示对睡眠有帮助吗

答：心理暗示法有神奇的效果。暗示疗法是一种古老而又确有一定效果的常用心理治疗方法。暗示疗法又可以分为“他暗示”即通过他人实施的暗示，和“自我暗示”即患者自己把某一种观念暗示给自己。心理暗示法对睡眠是有帮助的，比如睡前给自己找个最舒服的姿势安静地躺在床上，集中精神然后调整呼吸，在心里一遍遍告诉自己“我很困了，我需要睡觉，我能睡着”，这样没有几分钟人就会在自己的心理暗示下放松身心进入睡眠。

临床上在治疗某些顽固性失眠患者时，医生可引导患者采取自我暗示的方式来治疗失眠。在临床上，在进行暗示疗法时，可以分为许多不同的操作方式，比如言语暗示、药物暗示、手术暗示、情境暗示等，只要患者愿意完全相信施治者的安排，顺从暗示过程中可能产生的影响，就能得到明显的暗示效果。对于某些心理长期恐惧失眠的患者，暗示疗法确实可以发挥明显的疗效。

## 173. 外出旅行出现失眠怎么办

答：一般说来，外出旅行应该使人精神愉快，促进睡眠，但有些人在旅行中却出现失眠，原因之一是由于初到一地，一时还不能习惯当地的环境，自己在家里多年形成的入眠环境有所改变，再加上温度的变化、噪音的影响、光感和气味的变化，造成干扰睡眠的不利因素，使入眠困难，这就是平常所说的“择床”。其次是过度兴奋疲劳以及慢性疾病引起的不适，睡前进餐过饱或饮用咖啡与茶等兴奋饮料，都可以影响睡眠。

要克服旅行失眠，首先应保持情绪愉快，尽可能保持平时的饮食、起居时间和习惯。不要过度疲劳和兴奋。一天的活动结束以后，可做一些轻微活动，如自己按摩肢体，洗个热水澡等。每到一处新地方，应尽快适应当地的气候环境，克服生疏感，始终注意劳逸结合，不搞连续作战，充足的睡眠时间是及时消除旅行疲劳、恢复体力和精力的主要保证。如果条件允许而没有高血压和肝病，可以睡前喝半瓶啤酒或一杯牛奶帮助入眠。不要在睡前喝浓茶和咖啡。如果上诉办法无效，可在睡前服用一些镇静安眠药，如地西泮、甲丙氨酯和氟西泮等，也可以吃一些朱砂安神丸、柏子养心丸等中成药。

## 174. 失眠者应如何调理饮食

答：首先要平衡膳食，保证营养素的供给。可选择低脂、易消化、含蛋白质比较丰富的食物，另外可适量补充助眠食物，可以选择牛奶、燕麦等。饮食禁忌：少吃或不吃不利于睡眠的食物——要少吃或不吃煎炸、熏烤、油腻的食物，不吃辛辣、刺激性的食物。辛辣食物干扰睡眠，辣椒、大蒜及生洋葱等辛辣的食物会造成某些人胃部灼热及消化不良，从而干扰睡眠。避免吃过多产气、胀气的食物，这些食物会导致晚上不能安然入睡，如豆类、马铃薯、洋葱、青椒、甜点、碳酸饮料等。最好不要喝咖啡，含咖啡因的饮料或食物常是导致失眠的诱因。尤其是对于一些咖啡因敏感的人，下午的一杯热咖啡，会使晚上辗转难眠，咖啡因具有利尿作用，会影响睡眠。

## 175. 牛奶可以改善睡眠吗

答：牛奶，补虚羸、益肺气、润皮肤、解毒热、润肠通便。有研究表明，牛奶中色氨酸是人体八种必需的氨基酸之一，它不仅有抑制大脑兴奋的作用，还有能使人产生疲倦感觉的作用。它是体内不可缺少的氨基酸之一。一杯牛奶中的含量足够起到使人安眠的作用，可使人较快地进入梦乡。睡前喝杯牛奶助眠的原因还与空腹不利于睡眠有关。鲜乳中所含的糖为乳糖，甜度只有蔗糖的 1/6，可促进胃肠蠕动和消化分泌。由于我国许多地区的饮食构成仍呈低蛋白低钙型，因此，提倡多饮牛奶，有助于改变饮食构成的不合理状况，并对改善失眠有利。

## 176. 白酒可以治疗失眠吗

答：一些失眠患者喜欢在睡前喝点白酒，以为可以有助于提高睡眠质量，有的失眠者还以此作为治疗失眠的手段。其实这是一种误解，睡眠喝酒更会损坏身体健康。有实验研究表明，睡前喝白酒虽能缩短入睡时间，但它会使睡眠变浅，浅睡眠时间延长，中途醒转次数也增多，使睡眠变得断断续续。可以看出，酒精的作用是先使人昏沉欲睡，表面上似乎对睡眠有益，实际上却可能干扰睡眠。到了后半夜，酒精的作用逐渐消失后，就会引起失眠与多梦，使总的睡眠质量下降。所以睡前喝酒并不能增加总的睡眠时间，反而有可能使睡眠变浅，不利于睡眠。此外，酒精被分解后产生乙醛，这是一种有害无益的有毒物质。如果醉酒后即刻入睡，乙醛在体内循环会导致一定程度的脱水，使人因口舌干燥而醒来，此后会难以入睡。

## 177. 睡前做体育运动可以帮助睡眠吗

答：睡前活动身体的作用能在睡眠全过程中得到维持，尤其是做一些加深呼吸的体育运动，如活动膈肌或扩胸运动，此类体育运动能使人体整个系统充氧。处于较好充氧状态的人，不仅睡得香，而且消除白天疲劳的速度也会大大加快。但千万不要刚吃了晚饭就去运动，得休息 1 个小时左右再去。

# 三、调护篇

## （一）中医调护

### 178. 为什么心情愉快的人不容易患上失眠

答：失眠的人当中，有较大比例是心理因素造成的，如焦虑、烦躁不安、情绪低落、精神压力过大等。生活的打击、工作与学习的压力、未遂的意愿及社会环境的变化，会使人产生心理和生理反应，导致神经系统功能调节紊乱，从而引起失眠。而正常的睡眠，也依赖于人体的“阴平阳秘”，脏腑调和，气血充足，心神安定，心血得静，阳能入于阴。心情愉快的人，多能经过自身调节达到相对“阴平阳秘”的状态，所以不容易患上失眠。

### 179. 焦虑伴有失眠的患者如何调理

答：焦虑是人类在与环境做斗争及生存适应的过程中发展起来的基本人类情绪，焦虑并不意味着都是有临床意义的病理情绪，在应激面前适度的焦虑具有积极的意义，它可以充分地调动身体各脏器的功能，适度提高大脑的反应速度和警觉性。只有具备某些病理性特征同时对正常的社会功能造成影响时，才成为病理性焦虑。焦虑常伴失眠，临床表现为入睡困难和频繁觉醒的同时伴随多梦，睡梦中惊醒后可出现恐惧感。由于总是担心无法入睡或不能维持睡眠，导致入睡困难逐步加重或觉醒次数增多。白天存在的精神症状有心烦意乱，易急躁、烦躁、紧张、害怕和不安等；躯体症状有头痛、头晕、无力、恶心、厌食、尿频、颜面潮红、心悸、胸闷、气短、颤抖和睡眠障碍等。

焦虑性失眠属于心身疾病，重视精神调摄和讲究睡眠卫生具有实际的预防意义。《黄帝内经》云："恬惔虚无，真气从之，精神内守，病安从来。"积极进行心理情志调整，克服过度的紧张、兴奋、焦虑、抑郁、惊恐、愤怒等不良情绪，做到喜怒有节，保持精神舒畅，尽量以放松、顺其自然的心态对待睡眠，反而能较好入睡。睡眠卫生方面，首先帮助患者建立有规律的作息制度，从事适当的体力活动或体育锻炼，增强体质，持之以恒，促进身心健康。其次养成良好的睡眠习惯。晚餐要清淡，不宜过饱，更忌浓茶、咖啡及吸烟。睡前避免从事紧张和兴奋的活动，养成定时就寝的习惯。另外要保持睡眠环境的安宁，床铺要舒适，尽量减少噪音，去除各种会影响睡眠的外在因素。

## 180. 为什么长假过后容易失眠

答：长假后失眠是现在人常说的"节后综合征"的一种表现。所谓节后综合征，就是人们在长假（特别是春节和国庆黄金周）之后的各种生理或心理表现。比如在节后的两三天或更长一段时间里感觉厌倦、提不起精神、工作效率低、失眠等，甚至有不明原因的恶心、眩晕、胃肠道反应、神经性厌食、焦虑、神经衰弱等。节后综合征主要的临床表现有：失眠、头晕头痛、耳鸣目眩、慵懒嗜睡、四肢乏力、消化不良、恶心呕吐、食欲不振、腹痛腹泻，胸闷气短、情绪烦躁、精神涣散、沮丧恐惧，腰酸背痛、血压升高、喉干发炎，易导致消化性溃疡、心脑血管、高血压等疾病的骤然发生。主要病因有：

（1）心理原因：在高度紧张的工作状态下，作为一种应急机制，人的大脑中枢会相应建立起一套高度紧张的思维和运作模式，以使人们能够适应快节奏的工作、生活模式。如果人们一下子从上述状态中停下来无事可做的话，原来那种适应紧张节奏的心理模式便会突然失去对象物，加上生理和心理的惯性作用，会使人们对宽松的环境反而感到不适应。于是，有些人便会出现抑郁、焦虑、忧伤、失落，甚至出现心悸、失眠等身心健康问题。

（2）生理原因：过节期间频繁参加社交聚会和作息不规律，造成疲劳，会让人在假日后的数天内感到情绪低落，精力不济。假日里烟酒过度，暴饮暴食，使胃肠负担过重，也会让人对紧张的工作，一时间难以重新胜任。

（3）经济原因：假日会给所有的人带来额外的经济负担，外出旅游、互赠礼品、聚会聚餐、购物等会让人们花比平常多得多的钱。假日当中的入不敷出和假日之后的捉襟见肘，也是令许多人感到烦恼和沮丧的原因之一。尤其是对一些原本就患有焦虑抑郁的患者来讲，假日会面对很多亲朋好友的“过度关心”，这对于他们来说是一种心理压力，很可能会加重他们原有的疾病。

节后综合征的患者，表现不同，中医的治疗方法也不同，针对假期暴饮暴食导致胃肠不适的患者，可采用理气和胃、消食化积的疗法；针对假期睡眠不足的患者，予以益气养心安神之法；某些患者假期后产生焦虑抑郁等症状，可采用疏肝解郁、镇静安神的疗法。

## 181. 失眠的常用食疗方有哪些

答：中医认为失眠主要是由于脏腑阴阳失调，气血不和引起的。因此，对失眠患者应着重调治脏腑及气血阴阳，如补益心肺、滋阴降火、疏肝养血、益气镇惊、化痰清热等。治疗或改善失眠症状的食物有很多，但要根据体质情况进行选择，这样才能收到较好的效果。常用的食疗方有：①桂圆肉 30g，西洋参 6g，白糖少许，加水煲，适用于心悸、气短、健忘者的失眠。②莲子、百合各 30g，猪瘦肉 200g，加水煲，适用于体质较弱者的失眠。③核桃仁 6 个，五味子 3g，蜂蜜适量，捣成糊状服食，适用于肾虚耳鸣、盗汗、腰膝酸软者的失眠。④当归 15g，枸杞子 12g，羊肉 100g，加水煲，适用于血虚失眠，特别是女性血虚者。⑤冬虫夏草 6 枚，甲鱼 400g，加水煲，适用于各种虚证引起的失眠，对先天发育不良，体弱及老年患者的失眠更为适宜。⑥鲜百合 50g，用清水浸一昼夜。取生熟枣仁各 15g，水煎去渣，用其汁将百合煮熟，连汤吃下。也可用鲜百合 60 ～ 90g 与蜂蜜适量拌和，蒸熟，睡前服。常食具有清心安神的作用，能治神经衰弱和更年期综合征。⑦莲子（莲心）30 个，水煎，加盐少许，每晚睡前服，可安神补气。也可用莲子青芯 1 ～ 2g，开水冲泡代茶饮。⑧桂圆肉 15 ～ 30g，加白糖适量，煎后饮服，可以补益心脾，养血安神。⑨大红枣 20 枚，葱白 7 根，加水煎服，可治虚劳不眠。或用大红枣 30g，淮小麦 30g，炙甘草 10g，水煎，饮汤吃枣。可治由情志抑郁或思虑过度，心脾受损引起的心烦不寐。⑩核桃仁 30g，黑芝麻 30g，桑叶 80g，捣泥做丸，每丸重 3g，每服 3 丸，

1日2次。可治神衰健忘，失眠多梦。蜂蜜1两，和温开水1杯，睡前饮服，可助入睡。猪心1只，加盐少许，煮食，可治心虚不眠。

## 182. 如何用药膳辨证施治失眠

答：失眠主要分为五个证型，分别为：

（1）心脾两虚证：症见多梦易醒，心悸健忘，头晕目眩，肢倦神疲，饮食无味，面色少华，或脘闷纳呆。舌质淡，苔薄白，或苔滑腻；脉细弱，或濡滑。可选用红枣、黄芪以及桂圆煲汤饮用。红枣自古以来就是养血补肝的佳品，有“一日吃三枣，一辈子不显老”之说。李时珍在《本草纲目》中说：“枣味甘，性温，能补中益气，养血生津。”黄芪味甘，性微温，有益气固表、敛汗固脱、托疮生肌、利水消肿之功效。黄芪作为补气佳品，在春季生发的季节能够起到很好的补气作用。桂圆味甘性温，适用于心脾两虚证及气血两虚证，有滋补强体、补心安神、养血壮阳、益脾开胃、润肤美容的功效。体弱贫血者经常吃桂圆很有补益。

（2）阴虚火旺证：症见心烦不寐，心悸不安，头晕耳鸣，健忘，腰酸梦遗，五心烦热，口干津少。舌质红，少苔或无苔；脉细数。可选用甲鱼、燕窝、百合、鸭肉、黑鱼、海蜇、藕、金针菇、枸杞头、荸荠、生梨等，可经常交替选服。银耳红枣羹（或百合莲子羹）：银耳、红枣（或百合、莲子）适量共煮羹当点心服食，可补阴虚。

（3）心胆气虚证：症见不寐多梦，易于惊醒，胆怯恐惧，遇事易惊，心悸气短，倦怠，小便清长，或虚烦不寐，形体消瘦，面色㿠白，易疲劳，或不寐心悸，虚烦不安，头目眩晕，口干咽燥。舌质淡，苔薄白，或舌红；脉弦细，或弦弱。可用人参等煲汤，另外少食辛辣燥热之品。

（4）痰热内扰证：症见不寐头重，痰多胸闷，心烦，呕恶嗳气，口苦，目眩，或大便秘结，彻夜不寐。舌质红，苔黄腻；脉滑数。可食用鸭肉，鸭肉性凉，味甘、咸，入肺、胃、肾经，具有健脾利水等功效。

（5）肝郁化火证：症见不寐，急躁易怒，严重者彻夜不寐，胸闷胁痛，口渴喜饮，不思饮食，口苦而干，目赤耳鸣，小便黄赤，或头晕目眩，头痛欲裂，大便秘结。可选用黑木耳、黑芝麻、小核桃等进行食补。

## 183. 治疗失眠的代茶饮有哪些

答：（1）党参大枣茶

原料：党参 15g，大枣 15g。

制法：将党参、大枣放入砂锅中，加水煎汤，去渣取汁。

功效：补中益气，生津养血，安神。

用法：代茶饮。

（2）枸杞菊花茶

原料：枸杞子 10g，菊花 3g。

制法：将枸杞子洗净，与菊花同入杯中，用沸水冲泡，加盖，闷 10 分钟后开始饮用。

功效：养阴平肝，降火安神。适用于阴虚火旺证失眠，对伴有高血压、视物模糊者尤为适宜。

用法：代茶，频频饮用，一般可冲泡 3 ～ 5 次。

（3）桂圆茶

原料：桂圆肉 5 ～ 10 枚。

制法：将桂圆放入碗中，隔水蒸熟，再用沸水冲泡。

功效：补气血，益心脾。

用法：代茶频饮。

（4）核桃花生牛奶饮

原料：核桃仁、花生仁各 50g，黑芝麻 20g，牛奶 200g。

制法：黑芝麻炒熟，研碎；核桃仁、花生仁置粉碎机中打碎。将牛奶倒入锅中，放入黑芝麻、核桃仁、花生仁，煮沸即可。

功效：养血润燥，益智延年。

用法：每日 1 剂，分早晚 2 次饮用。

（5）花生大枣茶

原料：花生仁、大枣等份，白糖适量。

制法：花生仁、大枣洗净，放入锅中，加入适量水，用小火煎煮 10 ～ 20 分钟，取汁，加入适量白糖即成。可反复加水煎煮 2 ～ 3 次。

功效：补益心脾。

用法：不拘时，代茶饮，当煎煮完最后一次可连花生仁、大枣一同食用。

（6）葡萄干枸杞茶

原料：葡萄干 30g，枸杞子 15g。

制法：将葡萄干、枸杞子洗净，晒干或烘干，同放入杯中，用刚煮沸的水冲泡，加盖，闷 15 分钟即成。

功效：滋补肝肾，养血安神。适用于肝肾阴虚证失眠。

用法：代茶，可冲泡 3 ～ 5 次，将葡萄干、枸杞子一道嚼食咽下。

（7）双花茶

原料：绿梅花 3g，玫瑰花 3g，柏子仁 5g。

制法：将绿梅花、玫瑰花、柏子仁同入杯中，用沸水冲泡，加盖，闷 10 分钟即可。

功效：疏肝解郁，活血安眠。适用于肝气郁结证失眠。

用法：当茶，频频饮用，可连续冲泡 3 ～ 5 次。

## 184. 莲子可以治疗失眠吗

答：可以。莲子是食品也是药品，其生于温暖地区的湖塘中。莲须为莲花中的花蕊，可补肾清心，止血固精。荷叶为莲的叶片，可清热利湿，止血升阳。莲房是莲子的花托，可止血化瘀。莲子心是莲子中的青嫩胚芽，性味苦寒，可清心退热。

莲子是莲的成熟种仁，归脾、肾、心经。有养心安神、健脾止泻、益肾固精作用。如虚烦惊悸、失眠不寐、脾虚泄泻、食欲不振、肾虚遗精等症，均应多吃莲子。莲子除含有多种维生素、微量元素外，还含有荷叶碱等物质，对治疗神经衰弱、慢性胃炎、消化不良、高血压等有效。相传古时一妇人失眠求治于道姑，道姑手指水中荷花称那是睡莲，必治不睡之症，于是失眠者在荷花中找到莲蓬，剥出莲子食之，终得安睡。用莲子治疗失眠的食疗方有：

莲子桂花冰糖汤：莲子 120g，冰糖 150g，桂花 15g，银耳适量。莲子用冷水泡发，去心，上屉蒸 45 分钟，备用；银耳用温水泡软，除去黄根，洗净，蒸熟备用；锅中倒入适量清水，加冰糖、桂花，烧开，放入银耳略烫，捞出放入大汤碗中，然后把蒸熟的莲子倒入大汤碗中，把锅中冰糖汁浇在碗内即可。可佐餐食用。可滋阴润肺、补脾安神，适用于各种慢性病损伤心肺所致的失眠、心烦、干咳、咽喉干燥以及食欲不振等的辅助治疗。

安神益智方：莲子肉 20g，益智仁 10g，百合 30g，慢火煮烂，加白糖少许，早晚食用。用于辅助治疗失眠、健忘、心烦、焦躁。

养心补肾方：猪或羊心一具洗净切块，肾脏一具剥去外膜，凉水浸泡半日后切块，加入莲子肉 20g，枸杞子 20g，调料适量炖熟，吃肉喝汤。用于辅助治疗心肾亏虚、心慌失眠、腰膝酸软等。

## 185. 核桃可以帮助睡眠吗

答：当代自然疗法大师莫里森博士推荐的强心食品中就有核桃。据测定，每 100g 核桃中，含脂肪 20 ～ 64g，核桃中的脂肪 71% 为亚油酸，12% 为亚麻酸，蛋白质为 15 ～ 20g，蛋白质亦为优质蛋白，核桃中脂肪和蛋白是大脑最好的营养物质。糖类为 10g，以及含有钙、磷、铁、胡萝卜素、核黄素（维生素 $B_2$）、维生素 $B_6$、维生素 E、胡桃叶醌、磷脂、鞣质等营养物质。

核桃含相当多的褪黑素，能够帮助入眠。褪黑素是一种调节人体睡眠节律的激素。白天，人脑会分泌少量这种物质，而到了晚上则会分泌得更多。夜间褪黑素的增加是良好睡眠的重要保障。可随着年龄增长，许多人夜间分泌褪黑素的能力会衰弱，这往往会严重破坏正常的睡眠模式。需要注意的是，核桃含脂肪较多，如果睡前吃太多，反而会影响睡眠。最好只吃一把核桃，或者喝一碗用核桃粉和黑芝麻粉调成的糊。

## 186. 猪心能改善睡眠吗

答：猪心，性味：甘、平、无毒。归经：入心。功效：安神定惊，养心补血。主治：心虚失眠，惊悸，自汗，精神恍惚等。猪心是补益食品。中医所说的“以形补形”，配合镇心化痰之药应用，效果明显。验方参考与药膳：①将朱砂 2g 塞入猪心内，煮熟或蒸熟，连汤带肉一起服食，隔日 1 次，连服 7 只，治失眠、血虚心慌。②将猪心用竹刀切开（忌铁器），放入朱砂 3g，置碗内加入开水，放锅中隔水蒸熟食，治血虚心悸。③猪心 1 个，用黄泥裹好焙干，研成细末，另用川贝、朱砂各 10g 研末，共拌匀，每次 10g，开水送服，治羊痫风、癫痫。④参归蒸猪心：猪心 1 个洗净，破开后不洗，带血加入人参 5g（或党参 20g）、当归 15g。合好切开口，放入碗内，加入适量开水、食盐，置于锅内隔水蒸熟。食用时取出药渣，喝汤吃猪心。可治心虚自汗失眠。⑤参芪蒸猪心：猪心 1 个，党参 30g，黄芪 30g，同放大碗内，加适量开水、食盐，置锅内隔水蒸熟，可吃猪心和党参并喝汤，有补气止汗安神作用。适用于汗多、心慌、气虚失眠。⑥豆豉酱猪心：猪心 1～2 个，洗净放锅内，加入香葱、生姜、豆豉、酱油、面酱、黄酒适量，加适量水，用小火炖熟后捞起切片，拌入锅内酱汁食用，有补心安神作用。适用于心血亏虚、心悸、忧烦、产后惊悸抽风等。

## 187. 如何通过调理五脏治疗失眠

答：（1）肝脏功能失调引起的失眠主要表现为突发失眠，性情急躁易怒，心烦不能入睡，或入睡后多梦惊醒。胸胁胀闷，口苦咽干，小便黄，大便秘结。菊花茶便宜又实用，去肝火效果很好，每天用 6g 菊花泡水喝，可改善失眠症状。夏枯草泡水也有很好的效果。

（2）脾功能失调所引起的失眠多发生在饮食后，出现食滞不化，嗳腐酸臭，大便臭秽，主要表现为头晕目眩，肢倦神疲，饮食无味，面色少华，或脘闷纳呆。主要食补以莲子薏仁山药粥为首选。用莲子、薏苡仁、山药各 10g，加入大米一起煮粥，每隔 1 天吃 1 次即可调理脾胃。平时还可以多吃点山楂。

（3）心肾功能失调所致肾阴不足，心肾不交，水火失于既济，心肾阴虚，君火上炎，扰动神明，则心烦不寐，心悸不安而健忘。肾阴不足，脑髓失养，相火妄动，故眩晕，耳鸣，梦遗。腰为肾之府，肾阴虚则腰失所养，故腰酸。口干津少，五心烦热，舌质红，少苔或无苔，脉细数，均为阴虚火旺之象。对于心肾不交型失眠最重要的是心平气和，安静入睡。可予酸枣仁或莲子心泡茶。二者各自泡水，不要混合。各选 6g 泡水喝，每天 2 ～ 3 杯。

这便是从五脏来针对失眠进行的一般日常调理。

## 188. 如何通过调理脾胃来改善睡眠

答：脾胃是有“感情”的，“情志养生”也是养脾胃。科学调养脾胃可以帮助失眠患者改善睡眠，常用调理方法如下：

（1）五谷饮食健脾胃：脾胃者，仓廪之官也，饮食养生从养脾胃开始。人以水谷为本，胃主受纳水谷，所以养脾胃最好的莫过于五谷。《黄帝内经》讲：“五谷为养，五果为助，五畜为益，五菜为充。”意思就是谷物（主食）是人们赖以生存的根本，而水果、蔬菜和肉类等都是作为辅助，发挥补益作用。

养脾胃不仅要多吃五谷糙米，还要注意饮食有节和多样化，顺应四时，各种美味食物如粳米、糯米、锅巴、番薯、薏苡仁、饭豇豆、白扁豆、牛肉、牛肚、鲫鱼、鲈鱼、大枣、莲子肉、花生、栗子、藕、香菇、高粱、玉米、豇豆、马铃薯、芋头、面筋、花菜、大白菜、胡萝卜、荠菜等。

（2）多动脚趾增强脾胃：脾支配我们的身体四肢，因此进行适当的体育锻炼就是健脾胃。在中医学角度，经络系统分布人体四肢，因此进行适当的体育锻炼可以促进人体经气运行，反作用于人体脾胃，增强脾胃功能。

一般来说脾胃功能强的人，四肢肌肉也比较发达。而对女性来说，脾胃健康的人胸部通常比较丰满，因为胃经的循行路线即经过乳头，脾胃功能强健，胃经经气充足，对胸部的发育和丰满曲线具有重要作用。如果你脾胃功能不好，不妨多进行锻炼，尤其是腿部，对小腿上的脾经起到很好的紧松刺激作用。研究显示，多动脚趾可以养脾胃。

（3）选择适当运动益脾胃：专家认为，最好选择和缓、低强度、少量、持续坚持的运动方式，运动后身体微微汗出，筋骨舒展，以不感到过度劳累为宜。运动后大汗淋漓的项目并不适合，因这种运动方式耗气伤津，反而会加重气短乏力的症状，降低我们的机体免疫功能。

专家建议，易气短喘息的人首选的运动项目是打太极，因为太极动作缓慢、流畅，在运动过程中同时有调息要求，如最常见的“气沉丹田”要求练习者以意引气达于腹部，使之不能上浮。

实际上这些练习对动则气喘的人大有裨益。所以，可以常做一些类似太极、八段锦、五禽戏、扇舞以及各式各样的养生功等具有中医养气功能的运动。此外，像慢跑、广播体操、踢毽子、打桌球、广场舞、交谊舞等项目也是不错的选择。

（4）使用按摩法强健脾胃：如捏脊、揉脐、擦小腹、按揉足三里、灸法补气健脾滋肾等。

## 189. 烟、酒、茶与失眠有关吗

答：我们主张不抽烟、少喝酒、多饮茶。原因是：

（1）吸烟会大大降低我们的睡眠质量。烟草中重要的成分是尼古丁，尼古丁会使人上瘾或产生依赖性，重复使用会增加心脏速度、升高血压、降低食欲。尼古丁会使心率、呼吸变快，还会增加血液中压力激素的数量。另外，吸烟者更容易打鼾或有呼吸暂停症，甚至比大家认为的肥胖导致打鼾的因素还要高。吸烟或者被动吸烟都会导致呼吸道过敏发炎，从而阻塞呼吸道。

（2）饮酒宜少而不宜多。因为少量饮酒可使人精神振奋、愉快，解除消极情绪。人在睡前少量饮酒可有助于睡眠，另外就是量的拿捏，把饮酒量控制在每日 1 口（1 周 5 ～ 7 口）为宜。若是饮酒过多，轻者会由于高级神经系统大脑皮层受抑制，低级神经中枢失去控制，表现为兴高采烈、口若悬河、滔滔不绝，其辨别力、注意力、记忆力和洞察力变得迟钝，做事效率大大降低。重者，抑制进一步发展，中枢神经麻痹，往往出现沉睡、昏睡等症状，甚至危及生命。据临床观察，饮酒过量发生昏迷超过 12 小时以上者，死亡的危险性最大。所以对饮酒的量及种类要有严格的标准，否则最好不要喝酒。

（3）茶的主要成分是茶多酚、咖啡碱、脂多糖等，茶叶中的咖啡碱能促使人体中枢神经兴奋，增强大脑皮层的兴奋过程，起到提神、益思、清心的效果。平时情绪容易激动或比较敏感、睡眠状况欠佳和身体较弱的人，晚上还是以少饮或不饮茶为宜。虽然喝茶也有着不错的养生功效，但是对一些睡眠不是很好的人们来说，有着另外的担忧——喝茶养生会不会影响到睡眠？普洱茶品性温和，对脾胃刺激相对较小，能够促进新陈代谢，加速身体内脂肪、毒素的消解和转化，长期饮用可起到养胃、护胃作用。此外，我们常喝的茶（如绿茶、红茶、乌龙茶等）可能会导致失眠、多尿等问题，但普洱茶不会。这是因为普洱茶是一种后发酵茶，在发酵过程中，其中的茶多酚经过强氧化作用，含量比普通茶要少，大约可降到 15% 以下甚至更多。因此，普洱茶相对其他种类的茶，对人的睡眠影响较小。所以失眠的人对茶的品种也要十分讲究。

## 190. 哺乳期女性出现失眠该如何进行饮食调护

答：哺乳期失眠患者可以通过饮食调理来改善。以下所列的饮食治疗失眠或许会对患者有帮助。

龙眼莲子汤：莲子、红枣、龙眼、水、白糖。做法：汤锅内放入莲子煮半小时，然后加入龙眼和红枣煮 5 分钟，放入白糖即可。每日 1 次，连服 10 日。功效：补心血、健脾胃。莲子有养心安神、健脾止泻、益肾固精作用。若有虚烦惊悸、失眠不寐、脾虚泄泻，应多吃莲子。莲子除含有多种维生素、微量元素外，还含有荷叶碱、金丝草苷等物质，对治疗神经衰弱有效。龙眼性温味甘，益心脾，补气血，具有良好的滋养补益作用。适用于贫血乏力、神经衰弱的失眠患者。

酸枣仁汤：酸枣仁 15g，茯苓 12g，知母 10g，川芎 9g，甘草 4g。做法：将以上材料加水煎服。每日 1 剂，分 2 次服下。功效：养血安神，清热除烦。酸枣仁能抑制中枢神经系统，从而镇静、催眠，有补养强壮作用；川芎能麻痹神经中枢，从而镇静、镇痛；茯苓有利尿、镇静的功效；知母能降低神经系统的兴奋性，与酸枣仁配伍可降低大脑皮层的过度兴奋。对于血虚所引起的心烦不眠或心悸不安有良效。

另外，哺乳期失眠患者适当参加一些劳动、体育锻炼，注意生活规律，按时休息，养成良好的睡眠习惯，才能保证睡眠质量。

## 191. 久病体虚的失眠者该如何饮食调理

答：中医认为，失眠多为情志所伤、劳逸失度、久病体虚、饮食不节引起的阴阳不交、阳不入阴所致。除了寻求医生帮助外，失眠者如果注意自己的饮食结构，也能较好的改善睡眠状况。失眠者饮食应以清淡滋补为宜，进食富含蛋白质、维生素和矿物质的食物，保证足够的营养，使机体处于相对平衡状态。可食用新鲜蔬菜瓜果和优质蛋白食品（如豆制品、鸡蛋、瘦肉等）。气虚的主要表现为：少气懒言，全身疲倦乏力，声音低沉，动则气短，易出汗，头晕心悸，面色萎黄，食欲不振。除了饮食全面，可选用常用补气虚食品：人参、茯苓、山药、葛根、阿胶等；补血虚食品：乌骨鸡、黑芝麻、胡桃肉、龙眼肉、鸡肉、猪血、猪肝、红糖、赤豆等，药食同用，收效更好。

## 192. 治疗失眠虚证，传统的中成药有哪些

答：常用补虚类中成药如下：①人参归脾丸：补气养血，健脾安神。主治身体虚弱，食少贪睡，心悸不眠，记忆力衰退，气血两亏。②人参养荣丸：补气调血，扶阳益阴。主治气血虚损，心慌气短，经血不调，面黄肌瘦，阴亏阳虚，盗汗遗精。③补中益气丸：补气健脾。主治身体虚弱，气血两亏，精神倦怠，自汗盗汗，中气下陷，两腿肿胀。④十全大补丸：培补气血。主治身体虚弱，心慌气短，精神疲倦，食欲不振，病后体弱。⑤知柏地黄丸：滋阴降火，止渴除烦。主治水亏火旺，虚烦口渴，身倦潮热，盗汗耳鸣。⑥桂附地黄丸：滋阴散寒。主治体弱虚寒，小便频，大便溏泄，脐腹隐痛。⑦麦味地黄丸：滋阴降火，止咳生津。主治口渴烦热，身体倦怠，虚火上升，阴虚干咳。⑧杞菊地黄丸：滋补肝肾，清肺明目。主治身体虚弱，视物昏暗，头眩耳鸣。⑨黄芪建中丸：补气散寒，健胃和中。主治中气不足，心慌气短，恶寒腹痛，体弱。

## 193. 如何调养心神帮助睡眠

答：心为脏腑之主，而总统魂魄，故忧动于心则肺应，思动于心则脾应，怒动于心则肝应，恐动于心则肾应，此所以五志唯心所使也。因此，心主神明的生理功能异常（如喜、怒、忧、思、悲、恐、惊七种情志伤心），即可出现精神意识思维的异常，而出现失眠、多梦。明代张介宾在《景岳全书》中指出："盖寐本乎阴，神其主也，神安则寐，神不安则不寐。"神为心所主，意指睡眠是靠阴气守摄，心神主控，心神安稳，则促进睡眠，心

神不安，则导致失眠。睡眠与心密切相关，进食水和谷物后，转化注入血液，血液循环到心，心神得到滋养，则促进睡眠。中医调养心神帮助睡眠主要有以下几个方面：

（1）饮食方面：《黄帝内经》云："五谷为养，五果为助，五畜为益，五菜为充，气味合而服之，以补精益气。"强调了合理膳食，宜清淡饮食，忌食辛辣油腻食物，同时根据个人年龄、身体素质、气候变化、居住环境等选择适当的食品搭配，可以在食物或者炖汤中适当加用龙眼肉、红枣、当归等中药，龙眼肉、红枣、当归等具有补血活血、宁心安神的功效，食用后可以滋养心血，从而调养心神，促进睡眠。

（2）情志方面：保持心情恬静愉悦，汉代张仲景在《伤寒论·辨少阴病脉证并治》中提到"心中烦，不得卧"，意指心情烦躁，容易导致失眠，故心静，卧则安，保持心情恬静，不烦不躁，则精神振奋，神志清晰，心神静而安，可促进睡眠。

（3）运动方面：运动就是一种很好的非药物治疗手段，通过适量的运动来保养生命的方法，例如练气功，有助于血液循环，调节呼吸，调气则积精，精聚则神全，积精全神，调养心神。

（4）其他：针刺或者艾灸神门、三阴交、照海、申脉，有助于宁心安神，调和阴阳，有助于睡眠。

## 194. 如何调养肝脾帮助睡眠

答：《难经·四十六难》认为，老人"卧而不寐"是因为"气血衰，肌肉不滑，荣卫之道涩"，是指脾气虚，气血不足，肌肉得不到濡养，荣卫不协调，导致失眠。此外还有情志恼怒容易伤肝，肝郁转化为火，上行扰乱心神，导致不寐。故睡眠与肝、脾密切相关，肝气条达有助于脾的运化功能，脾气健运也有助于肝的疏泄。肝与脾两脏关系失调，会引起肝失疏泄，脾失健运，导致肝脾不和，出现睡眠困难、心烦等症状，中医帮助睡眠应注意调养肝脾：

（1）情志方面：研究表明，大脑活动过度紧张可影响到自主神经和内分泌系统的功能。强烈而持久的心理刺激，能使机体某些功能产生连续性偏高，导致神经递质、内分泌等系统的功能异常，造成大脑或某种器官的功能障碍，出现失眠及躯体的症状。因此，心理因素与失眠密切相关。如果发怒就会肝旺，如果忧虑就会肝郁，体内的气就不能发泄出来，就会产生身体不适。应戒躁戒怒，改善其社会适应能力，学会缓解心理应激的技巧，建立友善的人际关系，学会疏解负性情绪，调整自己的情绪和心理，保持心情舒畅，可以唱歌、做体育锻炼、旅游、把心事说出来、往乐观的方向想等，有助于疏肝理气，促进睡眠。

（2）饮食方面："饮食自倍，肠胃乃伤""阴之所生，本在五味；阴之五宫，伤在五味"。这些论述都阐明了饮食五味对于人体的重要作用。平日应注意饮食调节，做到有规律有节制，合理膳食可调养脾胃，忌食辛辣油腻食物，可以在食物或者炖汤中加用黄芪、白术、当归、莲子、红枣等中药，可以补气健脾安神。此外，腹胀不消食者，可加用陈皮、山楂助于消食健脾；肝气郁结者，可食用薄荷类食品，助于疏肝行气。

（3）运动方面：古人称之为"动形"，即运动形体的方法，属于传统养生学的六大养生方法之一。适当的运动，例如气功、打坐，有助于调节情志，疏肝理气，调节呼吸。调气则积精，精聚则神全，积精全神，调养心神，促进机体功能恢复，调节五脏六腑功能，促进睡眠。

（4）其他：针刺或者艾灸行间、侠溪、足三里、内关，疏肝理气健脾，调和阴阳，有助于睡眠。

## 195. 如何做到顺应自然，起居有常

答：《素问·上古天真论》提出“顺应自然，起居有常”。就是说按四时生长收藏的规律进行作息，要有平时的生活作息规律，养成良好的生活习惯。治疗失眠做到“顺应自然，起居有常”大致包括如下几方面：

（1）《黄帝内经》强调要按四时生长收藏的规律进行作息。如《素问·四气调神大论》所指出的，春三月要“夜卧早起，广步于庭”；夏三月要“夜卧早起，无厌于日”；秋三月要“早卧早起，与鸡俱兴”；冬三月要“早卧晚起，必待日光”。这些都是在天人合一整体观指导下四季不同的作息规律，只有这样顺应天地四时阴阳变化进行起居作息，才能使机体阴阳气血与天地阴阳变化保持一致，做到“顺应四时而适寒暑”，从而保持机体的勃勃生机，从而失眠得以治疗，长久坚持这些合理的作息规律，自然会有益机体健康，而达到延年益寿的目的。

（2）要按一日之中的阴阳消长规律进行作息，要有规律“起居有常”，按照《黄帝内经》所述，一日之中，白天是阳主事，夜晚是阴主事，随着太阳的升起、降落，阴阳之气交互消长，“故阳气者，一日而主外，平旦人气生，日中而阳气隆，日西而阳气已虚，气门乃闭”（《素问·生气通天论》）。由于人与天地阴阳要保持协调统一的关系，因此白天阳气主事之时人就要劳作，

夜间阴气用事之时人就要休息。平旦，即早晨，阳气始生，人就要起床了；到了夜晚阴气隆盛之时，人就要休息了。如果违反了阴阳消长规律，就会给人体造成损害。例如有些人夜间通宵打麻将，白天才睡觉，这是与自然界阴阳消长规律相违背的，久而久之，肯定会给身体健康带来很不利的影响。所以治疗失眠，要养成良好的作息规律，定时作息。

## 196. 外出旅游应如何防止失眠

答：外出旅游常常因饮食不当、作息不规律、睡眠环境改变等导致失眠，所以外出旅游防止失眠要做到以下几方面：

（1）饮食方面：胃不和，则卧不安。外出饮食宜清淡，忌食辛辣油腻食物，忌茶、酒、咖啡等刺激性食品，注意饮食调节，做到有规律有节制，合理膳食，外出时备好胃药、止泻药，以预防饮食不当引起腹胀腹泻。

（2）作息规律：保持良好的作息规律，按时休息，按时起床。早晨，阳气始生，人就要起床了；到了夜晚阴气隆盛之时，人就要休息了。如果违反了阴阳消长规律，就会给人体造成损害，容易导致失眠。

（3）睡眠环境：外出后睡眠环境容易变化，选择舒适的睡眠环境，适应睡眠环境，外出带自己必备的寝具，床垫要软硬适度，被子要柔软、干燥、温暖，枕头不宜过高等。

## 197. 练习气功养生可以防止失眠吗

答："气功"是一种呼吸吐纳的方法，是一种内气导引且配合身体的运动，是我国特有的健身术，也是防治疾病的有效方法之一。所谓“气”，主要是人们所呼吸的空气和人体内在“元气”。练气，就是指锻炼人体内在的元气，这个元气相当于人体对疾病的抵抗力、对外界环境的适应力和体内的修复能力。

练习气功可以疏通经络，调和气血，平衡阴阳，可以调息安神养生，促进睡眠。但是要选择合适的气功锻炼，例如气功锻炼促进睡眠法：坐卧均可，微闭眼见鼻端，闭口舌抵上腭，鼻吸气至丹田，然后放下舌头，气由口出，越慢越好。每天不拘时间，随意练功，可使睡眠变好，精神愉快。

## 198. 治疗失眠的常见保健按摩方法有哪些

答：（1）甲端摩头：两手食指、中指、无名指弯曲成45°，用指甲端以每秒八次的速度往返按摩头皮1～2分钟，可加强供血，增强血液循环，加速入睡。

（2）双掌搓耳：两掌拇指侧紧贴前耳下端，自下而上，由前向后，用力搓摩双耳1～2分钟。可疏通经脉、清热安神，防止听力退化。

（3）双掌搓面：两手掌面紧贴面部，以每秒两次的速度用力缓缓搓面部所有部位，1～2分钟，可疏通头面经脉，促睡防皱。

（4）搓摩颈肩：两手掌以每分钟两次的速度用力交替搓摩颈肩肌肉群，重点在颈后脊两侧1～2分钟，可缓解疲劳，预防颈肩病变。

（5）推摩胸背：两手掌面拇指侧，以每秒两次的速度，自上而下用力推摩后背和前胸，重点在前胸和后腰部，共2～3分钟，可强心、健腰、疏通脏腑经脉。

（6）掌推双腿：两手相对，紧贴下肢上端，以每秒1次的频率，由上而下顺推下肢 1 分钟，再以此方法顺推另一侧下肢 1 分钟，此法可解除下肢疲劳，疏通足六经脉。

（7）交换搓脚：右脚掌心搓摩左脚背所有部位，再用左脚心搓摩右脚背所有部位。然后用右脚跟搓摩左脚心，再用左脚跟搓摩右脚心，共 2 ～ 3 分钟。此法可消除双足疲劳、贯通气血经脉。

（8）叠掌摩腹：两掌重叠紧贴腹部以每秒 1 ～ 2 次的速度，持续环摩腹部所有部位，重点脐部及周围，共 2 ～ 3 分钟，此法可强健脾胃，促进消化吸收。

上述 8 种睡前保健方法是无副作用的良性保健方法，如长期坚持，可促进全身代谢，对防病益寿有积极的促进作用。施法时需闭目静脑，心绪宁静，舌尖轻顶上腭，肢体充分放松，1 ～ 7 法可采用坐位操作，第 8 法可仰卧操作。施用八法应紧贴皮肤操作，渗透力越强效果越好。

八法操作时间共 12 ～ 18 分钟，年老体弱者可施法 12 分钟，年轻体壮者可连续施法 18 分钟，施法后肢体轻松，可以安然入睡。

## 199. 足浴可以治疗失眠吗

答：足浴是通过水的温热作用，借助药物蒸汽和药液熏洗的治疗作用，促进人体脚部血液循环，达到改善脚部经络，起到疏通腠理，散风降温，透达筋骨，理气和血，从而达到增强心脑血管机能、消除疲劳、促进睡眠等一系列保健功效。苏东坡曰：“热浴足法，其效初不甚觉，但积累百余日，功用不可量，比之服药，其效百倍。”

《理瀹骈文》提到“临卧濯足，三阴皆起于足，指寒又从足心入，濯之所以温阴，而却寒也”。足浴刺激足部的穴位、反射区和经络。人体脚上有 6 条主要的经络，包括三条阳经（膀胱经、胃经、胆经）的终止点和三条阴经（脾经、肝经、肾经）的起始点，都在脚上，踝关节以下就有 60 多个穴位，因此，热水泡脚刺激了这 6 条最主要的经络产生神经反射，激活感应器官的功能。

足浴对失眠有很好的治疗作用，人们常说一句话说“富人吃补药，穷人泡泡脚”。可见，脚在人体中的重要性是非常大的。足浴也是很有讲究的，一定要把脚都泡在水中，泡脚容器的深度要够，热量要足，材质安全，使用方便，日常居家常用。用热水泡脚，自体表毛窍透入肌肤腠理，能刺激足部穴位，达到温通经脉，双足穴位联结人体的内外经络脏腑，通过腧穴经络的传导作用，激发经络之气，达到行气活血、调经活络、调和脏腑之功，调畅气血，安神定志，平衡阴阳，进而改善睡眠的目的，增加新陈代谢，促使对营养物质的吸收，促进血脉运行，调理脏腑，从而达到强身健体、祛除病邪、降压疗疾的目的。足浴可通过促进足部及全身血液循环，加速血流，驱散足底沉积物和消除体内的疲劳物质，使人处于休息状态从而改善睡眠。

## 200. 站桩功的要领是什么

答：练功三要领：①调姿：调整身体的姿势。全身尽量放松，两腿分开，与肩宽持平，双膝稍屈膝下蹲，两手自然抱球姿态，置于胸前，舌尖抵上腭，双目平视微闭。②调意：调节自己的意念。排除杂念，停息思虑，意念操守于下气海丹田；如不能排除杂念，则想远不想近，想虚不念实，可以随呼吸想象气息的出入上下，自然心静。③调息：调整自己的呼吸。用鼻子吸气，也用鼻子呼气。吸气要深至丹田，不能吸到丹田也想象认为吸到了丹田；呼气要缓要慢。吸气与呼气时间之比为1∶3，通过不断练习逐步达到1∶6、1∶9。每日2次，每次20～30分钟。

调气积精全神，亦即“治病必先治神”之意。《素问·上古天真论》有“呼吸精气”之论，说的就是调息以调气之法。积精是指通过调气使精旺，调气积精则神全。调身所以养身，是调整身体姿势，使其放松、舒服、适宜，为调心、调息打下基础。调心所以养神，是意识训练，要求思想、情绪、意识逐渐停止活动，排除杂念，安静下来，使大脑进入一种入静、虚空、轻松愉快的境界，从而调动人体潜能，治神以达到强身治病的目的。调息所以养气，是调整呼吸来调动人体之内气，使之逐步聚集，储存于身体某一部位，并循经络运行，以疏通经络气血。通过站桩功排除杂念，精神与呼吸相结合，颐养身心，促进睡眠。

## 201.“恬惔虚无，精神内守”对睡眠有什么作用

答：《素问·上古天真论》说：“恬惔虚无，真气从之；精神内守，病安从来。”恬惔即是宁静淡泊，少私寡欲，不求名利，如此能达到思想上的虚无，所谓高度入静。《素问集注》曰：“恬，安静也；惔，朴素也；虚无，不为物欲所弊也。”这是指不慕荣利。《内经诠释》曰：“恬惔以养神，虚无以养志，这样私心杂念不起，不求静而自静。”这是指凝神入静，如能做到不慕荣利，凝神入静，则就能够却病延年。

《素问·上古天真论》又说：“是以志闲而少欲，心安而不惧，形劳而不倦，气从以顺，各从其欲，皆得所愿。故美其食，

任其服，乐其俗，高下不相慕……是以嗜欲不能劳其目，淫邪不能惑其心……故合于道。”故此可知，能做到恬惔虚无的人，其心境常守于内，无过多的欲望，无情志上的激扰，精神常保持愉快；饮食粗细皆有味，衣服好坏均不在意，生活负担轻，心理压力小。精神内守包括“精”的内守和“神”的内守。此处的精主指肾精。精的内守是要求人在思想上不要有过分的淫欲之念，以使肾精足而养身神，不妄外泄。这对生命的意义重大。

《黄帝内经》说“肾藏精，主骨生髓”“脑为髓海”，当肾精不足，不能濡养大脑时，就会如《灵枢·海论》所说“髓海不足，则脑转耳鸣，胫酸眩冒，目无所见，懈怠安卧”，出现一系列乏力不足之症。而当肾精充足，能够充分地滋养大脑，则可使人耳聪目明，增智强慧，对我们的工作和学习都会大有帮助。因此，一个人安静淡泊，不贪图名利私欲，气血和顺，精神饱满，睡眠自然能好。

## 202.《黄帝内经》的四时养生对睡眠有哪些指导作用

答：四时养生对睡眠有很好的指导作用。《黄帝内经》在天人相应的观念指导下根据春生、夏长、秋收、冬藏的气候变化规律指出养生必须随四时变化而行。具体如下：

“春夏养阳”是指在春夏之时，自然界阳气生发，万物生机盎然，这时人们应该充养、保护体内阳气使之充沛并不断旺盛起来。在这个季节里，人们应该早睡早起，衣着宽松，适当的散步，使精神轻松愉快，保持体内的生机，不要过分劳累或发脾气。因为春季中人体新陈代谢与肝脏关系极大，春季肝气旺盛而升发，人的精神焕发；可是如果肝气升发太过或是肝气郁结，都易损伤肝脏，到夏季就会发生病变。因此，春季应“夜卧早起”，顺从生的特点，使体内阳气不断地生发。

《黄帝内经》指出：“使志无怒，使华英成秀，使气得泄，若所受在外，此夏气之应养生之道也。”在夏天要使精神像含苞待放的花一样秀美，切忌发怒，使机体的气机宣畅，通泄自如，情绪外向，要对外界事物有浓厚的兴趣，这是适应夏季的养生之道。夏季宜“夜卧早起”，但应较春季更早起床，顺从长的特点，使体内阳气不断地旺盛。

《黄帝内经》指出：“秋三月，此谓容平，天气以急，地气以明。早卧早起，与鸡俱兴；使志安宁，以缓秋刑。”秋天是万物成熟收获的季节，这时天气已凉，像鸡一样夜寐晨醒，使意志安逸宁静，以缓和秋天肃杀气候对人体健康的影响。这个时候还要收敛神气，使自己的身体与秋天的气候相适应，不要急躁发怒，使肺气不受秋燥的损害。这就是适应秋天气候的养生法。因此，秋季应“早卧早起，与鸡俱兴”，顺从收的特点，回避肃杀的气候，避免使体内的阳气发散，但需防止收散太过。

《素问·四气调神大论》指出：“冬三月，此为闭藏，水冰地坼，无扰乎阳，早卧晚起，必待日光。”这是冬季养生的总则。冬天三个月，天地之气渐渐敛藏，这时整个大自然阳气藏于地下，阴气弥漫于天地之间。有很多人常年坚持跑步锻炼，即使是在寒冷的冬季也从不间断，但这锻炼的仅仅是意志，而对于我们身体来说则不一定有利。冬天是闭藏之候，最好收敛自己，避免奔波劳碌，特别是不要做大的体育活动，不要大汗淋漓。明净气，少思虑，不忧愁，不要扰动体内所藏的阳气。晚上早睡，早上迟起，顺从藏的特点。因为冬令夜愈深则寒气愈重，早睡可以使人体阳气免受阴寒的侵扰；待日出再起床，就能避开夜里的寒气。以自然界的阳气助长机体的阳气，是人们防寒保温的基本措施，即便是取暖，也应注意不要让腠理过分开泄，以免潜藏的阳气外散。

## 203. 失眠患者如何沐浴治疗

答：很多原因可以导致失眠。有的人是气虚，有的人是血瘀，有的人是脾胃失调，还有的人是肝郁气滞，他们的肝胃状态都不太一样。综合调理就是要根据每个人的具体情况，选择适合的调理方法。大多数失眠者属于肝郁气滞、脾胃失调。有瘀血的人容易暴怒、生气，这个时候他的舌头是紫暗的，有的时候还有瘀斑，脉是滞涩的，这些都是血瘀的征象。这时候就需要做刮痧、拔罐、放血，让血脉通畅，而最简单、效果又好的是热水浴，睡觉前洗 40 ～ 42℃的温水浴，慢慢洗 20 ～ 30 分钟能镇静安神，还能扩张末梢血管、消除肌肉紧张。有研究发现，晚上 20：00 ～ 21：30 沐浴，新生儿的夜间睡眠质量最好。

## 204. 适度的性生活对失眠有什么作用

答：性生活不完美是一些人失眠的重要原因，尤其是女性。当一个人正处于性欲旺盛时期而又长时间得不到发泄时，神经系统便处于高度的亢奋状态，焦虑不安、烦躁、甚至没事找事，于是失眠便接踵而来。这一点在中年妇女身上表现得尤为突出。完美和谐的性生活对睡眠有促进作用。因为热情奔放的性行为后，紧张激动的身躯得以放松，肌肉在满足之后的疲倦中得以舒展，心灵在愉悦之后得以放松。因此，中年夫妻需共同享受性生活带来的美妙体验，然后再同枕共眠，一同进入梦乡。另外，如果女性达不到性满足，容易出现阴道炎、子宫内膜炎、卵巢附件炎、慢性盆腔炎等一系列妇科炎症。女性如果得不到性满足，就会影响睡眠。所以，适度的性爱可以促进睡眠。相反，纵欲过度会导致精神散乱、精力不足，容易气短乏力、腰膝酸软，进而导致失眠。

## 205. 如何选择合适的药枕

答：选择合适的药枕对睡眠有帮助。失眠是一种临床上的常见病症，根据中医辨证施治的理论，本病常见有肝火扰心型、痰热扰心型、心脾两虚型、心胆气虚型和胃气不和 5 种证型。药枕中的药物多具有芳香走窜的性质，作用于头部后侧的穴位，再通过经络的传导，对人体有调和气血、祛病延年的作用。

肝火扰心型失眠患者可表现为失眠多梦、甚至彻夜不眠、急躁易怒、头晕头胀、目赤耳鸣、口干口苦、食欲不振、大便干、小便黄，舌红、苔黄。治疗该型失眠可取钩藤 500g，罗布麻叶 1200g，决明子 1000g。将上述药物一起晒干。将钩藤和罗布麻叶研成粗末，与决明子混合均匀，用纱布包裹缝好，装入枕芯中，制成药枕，每隔 15 天更换 1 次药物。

痰热扰心型失眠患者可表现为心烦失眠、胸闷胃满、恶心嗳气、口苦、头重、目眩，舌偏红、苔黄腻。治疗该型失眠患者可选用白芥子 1000g，皂角刺 100g，郁金、石菖蒲各 200g，陈皮 500g，大茴香 50g，冰片 20g。将上述药物晒干或烘干，一起研成粗末，装入枕芯中，制成药枕，每隔 15 天更换 1 次药物。

心脾两虚型失眠患者可表现为不易入睡、多梦易醒、心慌健忘、疲倦食少、头晕目眩、四肢无力、腹胀便溏、面无光泽，舌淡、苔薄。治疗该型失眠可选用补心安神枕。此枕的做法为：取当归 350g，黄芪 250g，甘松、白术、陈皮、茯苓、熟地黄、葛根各 200g，酸枣仁 150g，木香 50g。将上述药物晒干或烘干，一起研成粗末，装入枕芯中，制成药枕，每隔 15 天更换 1 次药物。

心胆气虚型失眠患者可表现为心烦失眠、遇事易惊、心慌胆怯、紧张不安、自汗气短、倦怠乏力，舌淡、苔白。治疗该型失眠可取琥珀 50g，首乌藤 300g，酸枣仁、枸杞子、蚕沙各 200g。将酸枣仁、首乌藤、枸杞子晒干，与琥珀一起研成粗末。将此药末与蚕沙混合均匀，装入枕芯中，制成药枕。每隔 15 天换药 1 次。

胃气不和型失眠患者可表现为失眠多梦、胃腹胀满或胀痛、恶心呕吐、泛酸烧心、大便异臭或便秘，舌苔黄腻或黄燥。治疗该型失眠应坚持疏肝和胃的原则，可选取天麻 80g，竹茹、石菖蒲各 100g，桑叶、荷叶各 200g。将竹茹捣成绒状，与其他药物一起晒干，研成粗末。将此药末用纱布包裹缝好，装入枕芯内，制成药枕。每隔 15 天换药 1 次。

## 206. 如何用六字诀养生功改善失眠

答：六字诀，即六字诀养生法，是我国古代流传下来的一种养生方法。它的特点是强化人体内部的组织机能，通过呼吸导引，充分诱发和调动五脏六腑的潜在能力，提高机体免疫力，抵抗疾病的侵袭，并且能防止随着年龄的增长而出现的过早衰老现象，是中医所提倡的一种养生锻炼方式。

陶弘景在《养性延命录》中说："凡行气，以鼻纳气，以口吐气，微而引之，名曰长息。纳气有一，吐气有六。纳气一者，谓吸也。吐气有六者，谓吹、呼、唏、呵、嘘、呬，皆出气也。凡人之息，一呼一吸，元有此数。欲为长息吐气之法，时寒可吹，时温可呼。委曲治病，吹以去风，呼以去热，唏以去烦，呵以下气，嘘以散滞，呬以解极。”隋代的《修习止观坐禅法要》说：“心配属呵肾属吹，脾呼肺呬圣皆知，肝脏热来嘘字至，三焦壅处但言嘻。”至唐代孙思邈，按五行相生之顺序，配合四时之季节，编写了卫生歌，奠定了六字诀治病之基础：“春嘘明目夏呵心，秋呬冬吹肺肾宁。四季长呼脾化食，三焦嘻却热难停。发宜多梳气宜炼，齿宜数叩津宜咽。子欲不死修昆仑，双手揩磨常在面。”

六字诀与人的五脏六腑相对应，而失眠的原因与五脏六腑不和息息相关。六字诀功法其动作自然舒缓，依靠人体自身的能力，通过姿势的调节、呼吸的锻炼和意念的运用，来调节人体五脏六腑的功能，具有调整脏腑机能、疏通经络、调畅气机的作用。使人的精、气、神达到最佳状态，对失眠患者有改善作用。

## 207. 种花养草对睡眠有什么影响

答：栽种一些花草，不仅可以观赏，还能调理家人身体，有益健康，可谓一举两得。许多花卉和芳香植物释放的挥发性物质能够改善人的心境，分泌的芳香油气味会通过嗅觉神经传到大脑皮层，使人产生沁人心脾之感，并使血脉调和，气顺意畅，从而调节人体各种生理机能，有助于睡眠。同时，花卉还能减弱太阳辐射，吸收毒素，减少噪音，过滤空气。不过在栽种前应该选择好适合的花卉，对症种花养草。比如虚烦惊悸、失眠多梦的人，可栽种百合花。百合花香气浓郁，是清心安神之佳品，但又因为百合香味偏浓，不宜久闻，以免使人的中枢神经过度兴奋，所以不建议室内种植。茉莉花中含有芳樟醇、芳樟脂和安息香酸等多种挥发性成分，其气味芬芳淡雅，能理气解郁，使人精神愉快，心情舒畅，有助于睡眠。紫罗兰、玫瑰花、薰衣草也可调节心境，让人愉悦，适合患睡眠障碍的老年人栽种。

但是有的花草本身有毒，或气味浓烈，在居室栽培需慎重。比如兰花所散发出来的香气如闻之过久，会令人过度兴奋而导致失眠，所以建议室外种植。月季花的香气久闻过后有部分人会产生胸闷不适感，所以也不建议室内种植。松柏类盆景花木所散发出来的芳香对人体的肠胃有刺激作用，令人食欲不振，久闻后心烦意乱、恶心欲吐与头晕目眩。夜来香能散发刺激嗅觉的微粒，对高血压和心脏病患者尤为不利，可引起头晕目眩、咳嗽、气喘及失眠，因此，傍晚应把夜来香搬到室外。绿萝四季常青，且能吸收室内有毒气体，但是绿萝的液汁有毒，碰到皮肤会引起红痒，误食还会造成喉咙疼痛，食其根茎会出现恶心、腹痛及四肢发冷，甚至令人昏迷。斑马万年青花叶内均含有草酸和天门冬素，误食后会引起口腔、咽喉、食管和胃肠疼痛，严重者伤害声带，致人音哑。所以，要选择适合的花草进行种植，以达到调理心境、改善睡眠的目的。

## 208. 芳香疗法能调节睡眠吗

答：芳香疗法是传统自然疗法的一种，已有几千年的历史。顾名思义就是运用芳香气味经由呼吸系统和皮肤系统传达草药、精油的药效来治疗疾病。芳香疗法具有缓解疲劳，减轻疼痛，改善睡眠，加速血液循环，增强免疫系统功能，减肥消脂，养颜怡性等众多疗效，让人们为之深深迷恋。古典的芳香治疗方法，大体有5类：佩香、嗅香、饮香、燃香和浴香，而如今芳香疗法形式变化不大。

芳香疗法的功效在我国古代已被人们所熟知，孙思邈《千金方》中收录了大量的香疗方法，可谓汇集了唐以前历代香疗的有效方法和经验。宋代，芳香疗法达到了全盛时期，《太平圣惠方》、《圣济总录》、《和济局方》中收录了大量香茶、香汤、熏香的方剂和多种香疗方法。明代李时珍的《本草纲目》广收博采，实地考察，总结整理了16世纪以前本草学的经验，新增了当时民间和外来的药物3100多种，其中香药就有近百种。

多项研究提示缬草、柑橘、甘菊、佛手柑、薰衣草等芳香物质，可以安神定志，有助于睡眠。这些芳香植物制作成的精油或者利用特殊香味制成具有独特疗效的药枕、香囊等，能改善睡眠质量，治疗心悸等。芳香疗法目前应用最广泛、研究最多的方法是芳香透皮吸收疗法和芳香吸入疗法。芳香透皮吸收是指通过按摩方法使芳香物质在很短的时间内通过皮肤进入血液循环（神经、骨骼、肌肉等细胞组织均可受其影响），来达到防病治病的目的。芳香吸入疗法则是指通过嗅觉通路作用于中枢神经系统，起到治疗疾病的作用。另外，大脑边缘系统具有调节情绪的功能，芳香疗法可以通过大脑边缘系统调节躯体运动神经、自主神经及大脑皮质功能，从而起到镇静促眠的作用。

## 209. 练习书法、绘画可以帮助调节失眠吗

答：在工作之余，能抽些时间练习书法，吟诗作赋，绘画丹

青，能使人心旷神怡，陶冶情操。书法、绘画可以作为艺术心理治疗的一种，作为辅助手段在心境障碍包括失眠障碍的疾病治疗中体现了其特有的价值。中医认为，人手具“五行”，通于脏腑，手的任何运动都起着与内脏不可分割的作用。练习书法、绘画，通过手聚五指而贯注全身气力于笔端。许多人，特别是老年人，把练习书法、绘画作为自己生活内容的一部分，其作品不仅受到好评，更有许多人通过这项活动本身，还治好了困扰自己多年的失眠问题。

因为练书画须尽全身之力，是人体一种良好的锻炼。下笔点画波撇屈曲，皆须尽一身之力而送之。无论书写和绘画，一般都要悬腕悬肘，并取站立姿势。写字要正，身要直，都要全神贯注，集周身之力达于肩、肘、腕、掌、指以至笔毫之端。这样写出的字，不仅形神俱备，富有韵味，其笔力也凝重充实，入木三分。浓墨挥洒于纸上，动静相随，外练其字，内练其气。练书法与绘画同样是如此，如果每天坚持练书画，从不间断，那么就会使体内气血通畅，五脏和谐，百脉疏通，情志高雅，自然精神健旺，改善睡眠。

其次，书画艺术能调节情趣，使人情志舒畅。完成的作品可以赏心悦目，怡然而乐。书法的形象性同样给人以美的力量。如书法风格，有的刚健有力，有的行云流水，有的浑厚古朴，有的粗犷奔放，都可使人情志舒畅，精神愉快，能改善心境，促进睡眠。

再次，书画与太极拳、气功有异曲同工之妙。太极拳、气功和书画，它们本质上的共同特点就是“静中有动，动中有静”，这也是它们共同养生价值之所在，它们都是在大脑皮层特殊安静状态下，专心致志地活动，从而达到修身养性，调节生理机能，进而战胜失眠。

最后，不同的书体对人有不同的影响。书法家们认为，楷书端正、恬静，能除人矜躁。周星莲《临池管见》说："作书能养气，亦能助气，静坐作楷书数十字或数百字，便觉矜躁俱平。"隶书沉重稳健，如入林泉之乐，使人气血平和，情绪稳定，对头痛、失眠、神经官能症等患者能起到调节心理状态的作用。行草欢快、活泼、潇洒自如、刚柔相济，使人感情奔放，情绪高扬，对心情抑郁、身体虚弱、情绪消极、缺乏生气的人，能激发其热情，增加其生活活力。

## 210. 为什么中医常常从肝论治女性失眠

答：女性失眠常常从肝论治是根据女性的生理特点进行的。肝的生理功能与睡眠关系密切。首先，"肝藏血"是指肝具有贮藏血液和调节血量的功能。肝本身储藏一定量的血液，故魂才有所居。肝脏通过调节血量，将多余的血液上输于心，则心有所养，神有所居，如此才有正常的睡眠。其次，肝疏泄功能正常，则气的升降出入有序，脾胃气机调畅，运化自如，气血调和，阴阳平衡，才能使人的心境平和，神魂安定。最后，肝主情志，情志异常对机体生理活动的重要影响也在于干扰正常的气血运行。正如朱丹溪所言："气血冲和，百病不生，一有怫郁，诸病生焉。故人身诸病，多生于郁。"

而女性失眠的病因病机有其固有的特点，很多情况下和肝脏关系密切。因为女性在脏器上有胞宫，在生理上有月经、胎、孕、产育及哺乳等。气血是一切生命活动的物质基础，经、孕、产、乳无不以血为本，以气为用。气血由脏腑化生，通过冲、任、督、带、胞脉运达胞宫，在天癸作用下，为胞宫的行经、胎孕、产育及上化乳汁提供物质基础，完成胞宫的特殊生理功能。叶天士提出了“女子以肝为先天”之说，是因为虽然五脏六腑都与气血相关，但肝所具有的藏血和疏泄功能对气血的生成及生理功能的发挥有重要的作用。

肝血不足是女性失眠的病理基础。女性为阴柔之躯，以血为本，以气为用，而女性在经、孕、产、乳的生理时期均会耗伤大量阴血，故女性常处于“阳常有余，阴常不足”的状态。肝主藏血，若阴血不足，肝之藏血功能失调，则魂无所居，心神失养，导致失眠；肝体阴而用阳，肝藏血功能失调导致肝之疏泄不及，肝郁气滞，“气有余便是火”，郁久化火；或肝血亏虚，肝郁气滞，气为血之帅，气滞必然导致血瘀；或气化不及，津液内停成湿；或子病及母，肝郁日久伤脾，脾失健运，聚湿生痰，或火邪炼津成痰。以上由于肝血不足产生的气、血、痰、湿、瘀等病理产物，郁滞于脏腑、经络，使阳不入阴，上扰心神，也会引起失眠。由此可见，肝血不足是女性失眠的病理基础。

最后，情志失调是引发或加重女性失眠的重要因素。女性由于其特殊的生理特点，常处于“肝血不足”的状态，肝失濡养，升发不及，疏泄失调，肝郁气滞。肝郁气滞日久，又会导致血、痰、湿、瘀等病理产物的生成，且在经、孕、产、乳特殊生理时期，由于体内雌孕激素水平的变化，往往会伴随精神不振、烦躁、易怒、焦虑、疲惫、抑郁等。此时，若再遭遇情志刺激，使肝郁更甚，内外相合，必然引发或加重失眠。故女性失眠常常从肝论治。

## 211. 如何使用自我拍打按摩治疗失眠

答：自我拍打按摩，指应用各种推拿手法在自己身体的一定部位上进行按摩，以放松肌肉或防治疾病。自我拍打按摩有镇静安神助睡眠的良好作用。对于长期借助安眠药或镇静药入睡的失眠者，可以通过自我按摩逐渐减少安眠药量，直至停用，达到恢复自然睡眠的目的。而且自我拍打按摩治疗失眠简单易学，便于患者掌握，便于推广，经济实惠，可减轻患者经济负担。

失眠病因与素质及环境因素有关，与心、脾、肾虚弱和肝阳上扰有关。多由阴阳出入失常、思虑劳倦、内伤心脾、营血暗耗、心失所养、脾失健运、生化之源不足、素体虚弱、肾气不充等所引起。通过辨证选取经络及穴位，进行自我拍打按摩能够改善睡眠质量。

比如按压某些腧穴对机体的不同状态起着双向的良性调整作用。阳热亢盛、热扰心神不寐者，可使阳潜火降神安；气阴虚损、心神失养而失眠者，可益气养阴安神；脏腑功能紊乱、气滞血瘀而致失眠者，可使脏腑机能恢复，气血顺畅而安眠。按压四神聪、三阴交、神门等穴能治疗失眠的机制，就在于这些腧穴具有使大脑皮质兴奋过程与抑制过程恢复平衡的调整作用，也即调整大脑皮层的阴阳平衡；太冲平肝潜阳降肝火，可治肝郁化火所致的失眠；承浆直折心火，而治心火亢盛的失眠；心俞、脾俞养心益脾，降火滋阴，治疗气阴不足、阴血亏虚、心神失养之失眠。另外，头顶诸穴自我推拿或按揉等按摩手法意在醒脑安神、疏通经络，颈两侧抹擦法可以疏通颈部脉络，调整头部供血以及血压，辅以全身相关穴位按摩可以抑制神经亢奋，帮助入睡，同时达到全身气血畅通、补心养脾益肾和安神定志的作用。

除了以上举例的方法，自我拍打按摩的方法还有很多。有研究表明，患者每晚睡眠前半小时取坐位，双手用一指禅、揉按法施于百会、四神聪、催眠穴（位于耳后，在翳风与风池穴连线的中点）、率谷、头临泣、头维、太阳等穴各 2 分钟，并以抹法自攒竹沿眉至太阳穴 5 ～ 6 遍，颈两侧分别自上而下施以抹擦法（勿同时两侧擦，最好涂抹适量甘油），以透热为度。一指禅推法与揉按法施于风池、天柱、巨阙、涌泉等穴各 2 分钟，而后在手厥阴、手少阴肘至腕部位，足少阴、足太阴膝至踝部位施以擦法，以透热为度。通过观察，这种方法确实能够改善患者的失眠，值得推广。

## 212. 防治失眠的运动方法有哪些

答：适当的运动可以促进人体新陈代谢，能减轻思想负担，使脾胃运化功能旺盛，大脑功能得以调整到正常状态，体质得以增强，气血通畅，睡眠香甜。防治失眠的运动方法很多，适宜室内的运动有原地跑、跳绳、跳舞、爬楼梯等。

①原地跑：要控制运动量，速度不能太快，以身体舒服微微出汗为佳。一般 10 ～ 30 分钟。如果觉得跑的运动量偏大，也可以原地踏步。②跳绳：运动量要适可而止，不能过于疲劳。③跳舞：夫妻间或同家人一起跳舞，是一件有趣的室内活动。在优美的旋律、明快的节奏中舞蹈，既能使心血管系统、关节、肌肉得到充分的锻炼，又可以调节情绪，使心情放松愉悦。④爬楼梯：爬楼梯时要注意楼梯的通风，有充足的新鲜空气，宜轻装，穿布

鞋或胶鞋为好，楼梯要有足够的明亮度，不能太暗，保持稳健的步伐，谨防踏空和扭伤。

另外练习太极拳也是改善睡眠的一种很好的锻炼方式，可调神、调息、调形，达到调畅情志、放松身心，调整脏腑功能，平衡气血阴阳，增强中枢神经系统的功能，使大脑皮层在运动中得到充分休息，使人体达到“阴平阳秘，精神乃治”的状态。通过对人体的整体调节作用，达到防治失眠的目的。

适宜室外的如健步走，其是以促进身心健康为目的，讲究姿势、速度和时间的一项步行运动，它行走的速度和运动量介于散步和竞走之间。健步走的健身作用主要体现在提高心肺功能耐力、改变血液质量、调节血管机能、控制体重、促进骨关节健康、增加人体免疫能力，更重要的是健步走还可以改善睡眠质量和心理状态。健步走可以缓解精神压力，使兴奋灶转移，促进睡眠，增强自信心，增加自我控制能力。

## 213. 太极拳对失眠有什么作用

答：太极拳是以中国传统儒、道哲学中的太极、阴阳辩证理念为核心思想，基于中华传统文化的人体生命整体观，通过调心、调息、调身的锻炼，对人体进行心理和生理的全面调节，达到返璞归真和回归自然的境界，集颐养性情、强身健体等多种功能为一体的一种内外兼修、柔细、缓慢、轻灵、刚柔相济的汉族传统拳术。

失眠是由多种病因引起心神失养或心神不安，发生机制是阴阳之气不相顺接。太极拳把阴阳的道理运用到人体养生营卫，发挥安五脏神，调理脏腑功能，有利于失眠的预防和治疗。太极拳呼吸吐纳、调气调息方面采用“调息法”，从而减少肺换气频率，对心脏的活动起到缓和的作用，有利于安神。同时，太极拳呼吸吐纳的方式对睡眠－觉醒节律能够起到改善的作用，从而发挥改善睡眠的作用，达到治疗失眠的效果。另外太极拳结合了导引术、吐纳术，能够对身体气机起到调节作用，促进阴阳调和，促进营卫昼夜运行，调节阴阳节律，使人们白天精力充沛，晚上能够安稳睡眠，从而改善失眠患者的睡眠状况，提高睡眠质量，最终达到防治失眠的目的。长期锻炼能够提高人们的体质，缩短入睡时间，提高睡眠效率。

## 214. 睡前散步可以改善失眠吗

答：人的脚底穴位很多，不少穴位连着五脏六腑。人走路等于给各个脏器进行按摩，同时还使神经放松。从现代角度来看，行走时肌肉的节律性伸缩有助于促进下肢静脉和淋巴的回流，从而消除下肢瘀血，增强心脏功能。同时，由于肌肉小量活动，血流通畅，而且脑内血流因为流向肌肉而相对减少些，这样易于入睡。同时在散步的过程中，精神也放松了，许多心理上压力较大的事想得也少了，就更能帮助睡眠。晚上散步这种低强度运动可以让身体适度疲劳，这种轻微的疲劳有利于入睡。因此，如果能长期坚持，对失眠症状会有很好的改善。

但是，睡前散步也要注意时间，这样才可以起到缓解失眠的作用。如果睡前两小时内还外出散步，这样离入睡时间太近，不足以使身体降温，就没有缓解失眠的功效。因为这时身体还处于较兴奋的状态。如果这时散步，反而不利于入睡。

所以，失眠的人晚上散步的时间要稍微提前些，睡前散步的时间最好控制在 10～30 分钟。这个时间段的散步，更有利于促进全身的气血循环。同时，还可以借此舒缓情绪，缓解失眠的症状。但是如果室外风大，又或气温较低，这时失眠的人最好把散步的地点改在室内进行。以免散步时受风寒，导致疾病，失眠没治好，反而还会使身体有更危险的症状。

## 215. 适合失眠患者的晨练项目有哪些

答："一年之计在于春，一日之计在于晨"，失眠患者的治疗以运动为主，长期坚持晨练对改善睡眠有极大帮助。对于失眠患者，适宜的锻炼项目有以下几种：①走：与大家结伴可漫步，可快行，可前进，可后退，这是最常见的活动，如每天坚持，不仅怡情养性治失眠，还有舒经活血的妙用。②跑：或慢跑，或快跑，或短跑，或长跑。跑步能促进血液循环，使人焕发活力，身体保持适度的疲惫感，晚上躺在床上睡意随即到来。③跳：或跳舞，或跳绳，或一般的蹦跳，既活跃生活，增加乐趣，又能使身心愉悦，睡眠自然会安然，失眠不再是困扰。④摩：对穴位及身体各部位进行按摩，包括揉、搓、拍、打等，是活动全身的有效方法，能有效改善睡眠。

## 216. 中医有哪些睡前保健方法

答：中医养生学在我国历史悠久，其提倡的锻炼方法治疗失眠临床效果良好。如晋代葛洪《抱朴子》载有睡功法，总结出侧卧、屈卧、俯卧和仰卧四种睡功，依其术而眠，起到强身健体，延年祛病的目的。睡前健足操不仅能够消除一天的疲劳，更能促进失眠患者安然入睡，每晚睡前操练 1 次，并用热水

（55～65℃）泡脚，则助眠效果更佳。

## 217. 中医的五音养生对睡眠有什么指导意义

答：中医学有着“五音五行”的说法。《黄帝内经》记载“天有五音，人有五脏；天有六律，人有六腑”，又载“角为木音通于肝，徵为火音通于心，宫为土音通于脾，羽为水音通于肾”。中国古老的哲学认为宇宙万物是由木、火、土、金、水五种元素组成，其相生又相克称“五行”，而宫、商、角、徵、羽则组成了“五音”。五行与五脏的关系为肝属木，心属火，脾属土，肺属金，肾属水。这些记载用中医理论清楚地阐明了“五音”“五脏”和气的五种运动方式的内在联系，按这一理论五音可对相应的五脏起作用，如角音属木，通肝，可制怒，即“通肝解怒”；徵音属火，通心，运用徵音可“养阴助心”。这些理论属于音乐治疗疾病的范畴。

《灵枢·邪客》曰：“天有五音，人有五脏；天有六律，人有六腑……此人之与天地相应者也。”中国早有五音疗疾的记载，角为木音，徵为火音，宫为土音，商为金音，羽为水音，说明五音与五行相应，与五脏、五志相连。角调音乐具有木气的属性，能防治气的内郁；徵调音乐具有火气的特征，有利防治气机的下陷；宫调音乐具有土气的特性，以防治气的升降紊乱；商调音乐具备金气的特点，以防治气的耗散；羽调音乐为水气的体现，利于防治气的上逆或过分上炎。

中医五音疗法中，宫音曲调风格悠扬沉静、敦厚端庄，如“土”般宽厚沉实，入脾能调节消化系统功能，促进食欲，同时能安定情绪，对神经系统和精神状态也有一定的调节作用。商音乐曲高亢悲壮，能促进全身气机内敛，调节肺气之宣肃，具有养肺阴、益肾、泻肝的功效，能调节呼吸功能，增强肌体抗御疾病的能力。角音曲调亲切爽朗，生气蓬勃，清澈流畅，具有木的特性，有疏肝解郁的功效，对神经系统有较好的调节作用。徵音乐曲旋律热烈活泼、轻松欢快，具有火的特点，入于心，有促进心血管的功能，对循环系统、神经系统也有一定调节作用。羽音乐曲风格清冽，凄切哀婉，如行云流水，具有水的特点，入于肾，有促进全身气机潜降收藏的作用，能滋补肾精，益智健脑，对泌尿系统和生殖系统功能有良好的调节作用。

五音对情志的影响各有不同，汉代班固论述了五音对情绪和行为的影响："闻角声莫不恻隐而慈者，闻徵声莫不喜善而好施者，闻商声莫不刚断而立事者，闻羽声莫不深思而远虑者，闻宫声莫不温润而宽和者也。"意在说明五音对心理和行为有不同的调节作用。现代研究发现，五音可以通过多种神经联系来调节内分泌功能，以发挥其生理作用。

## 218. 音乐疗法如何帮助睡眠

答：音乐治疗疾病的机理，经生理临床学的研究证实，音乐不仅对人的心理有影响，对人的生理也同样有影响。音乐这种声波的振幅是一种和谐悦耳的有节奏的频率，使听神经到大脑的听觉中枢唤起美好的向往和幸福的共鸣，同时也协调了肌肉张力和血流速度，乃至全身心的情绪。可以肯定地说，一支动听的音乐旋律好比是对人体大脑动脉的放松过程，经常沉浸在美好的音乐旋律中是有益健康长寿的。

用音乐疗法帮助睡眠过程如下：每天进行一次音乐治疗，选择在晚上睡前 2 ～ 3 小时进行，听曲者采取半坐位于沙发中，保持室内温度及清洁，听曲前静坐 3 ～ 5 分钟，平心静气，全身放松，微闭目。乐曲以文化程度和爱好的不同来挑选，以活泼轻松、舒展悠扬、婉转流畅的民歌、轻音乐及抒情歌曲为主，音量以每人最舒适为度，治疗时间约为 1 小时。音乐后进行散步活动，交谈一些趣事，避免谈及工作、学习及生活中较烦恼的问题，消除紧张及恐惧心理，学会自我调节催眠，树立战胜疾病的信心。

用音乐疗法改善睡眠一般 1 个月为 1 个疗程，可见明显效果，如果睡眠仍然欠佳可再应用。长期坚持，效果更好。实践证明，让神经衰弱、失眠患者听舒缓的民乐、轻音乐等，能使情绪平稳、放松、安静。所以，音乐有不同程度的镇静、镇痛、降压作用，能使人心平气和，消除不安和烦躁而安静入眠。对于焦虑、抑郁症状为主的精神病患者，听柔和、优美、抒情类音乐，能帮助其排除忧虑和焦虑，有助于改善人的精神状态，因而易于助睡入眠。

需要注意的是，听音乐的时间不宜太长，一般每次以不超过 1 小时为度，避免单曲循环，音量应掌握在 70 分贝以下。

## 219. 能调节失眠的现代曲目有哪些

答：近年中国的音乐治疗学科不断发展，国内学者研究发现：正确选择和声简单、音乐和谐、旋律变化跳跃小、慢板的独奏曲或抒情小品等中国传统音乐作为催眠的音乐，可有效改善失眠。具体而言，对于难入睡患者宜选用抒情、慢板为主的独奏曲；浅睡患者应选用抒情中板、慢板为主的轻音乐；易醒患者应选用无明显节拍的抒情小品为宜。

目前总结出一些行之有效的“音乐处方”，供大家参考使用。①任何原因的失眠：《平湖秋月》《银河会》《军港之夜》《春思》。②神经衰弱引起的失眠：《春江花月夜》《二泉映月》。③头痛引起的失眠：贝多芬的《A大调抒情小夜曲》。④疲劳过度引起的失眠：《假日的海滩》《锦上添花》《矫健的步伐》及海顿的组曲《水上音乐》。⑤忧郁引起的失眠：《光明行》《喜洋洋》《雨打芭蕉》《春天来了》《啊，莫愁》及西贝柳斯的《悲痛圆舞曲》。⑥悲观厌世引起的失眠：韩德尔的清唱剧《弥赛亚》及贝多芬的《第五命运交响曲（C小调）》。⑦烦躁引起的失眠：《仙女牧羊》《春江花月夜》《塞上曲》《平沙落雁》《小桃红》。⑧心情不畅引起的失眠：《寒鸦戏水》《春风得意》《江南好》及柴可夫斯基的《天鹅湖组曲》。

以上曲目可以根据个人爱好选择，能分别起到镇静、舒心、催眠作用，坚持使用，有助于解除失眠痛苦。

## 220. 如何综合选择调理方式

答：“形神合一”是防治失眠的重要理论，中医认为失眠状态是一种神伤及形，形损及神，形神俱疲的功能失调状态。形神共养是防治失眠的重要法则，其中要重视调节情志，积极、及时地调整心理状态是保证健康的前提。《素问·异法方宜论》有云：“圣人杂合以治，各得其所宜。”中医养生重视综合疗法，每一种疗法都有其独特的治疗作用，“杂合以治”才能获得更佳的效果。这也是近年来失眠干预的研究趋势，同时体现了中医养生法对失眠状态综合调理的特色。

临床上多从形体和精神两方面调节失眠状态，在中医诸多调神养形的方法中，较多人选择健身气功和音乐疗法。健身气功通过调身、调息、调意的自我锻炼达到补养形体的作用。音乐疗法通过怡情养性、陶冶情操达到养神的目的。音乐治疗的方式有被动式、主动式和组合式三种。其中音乐和其他疗法的组合体现了中医“杂合以治”的养生思想，综合调治的养生理念。

观察结果显示，综合方法优于单一的疗法，音乐健身综合法将五行音乐与中医健身运动组合起来，能增强大脑功能，减轻或消除大脑皮层各种不良刺激，调节中枢神经，缓解受试者的焦虑、抑郁情绪，并在运动中使全身肌肉得到放松，适合精神紧张且有躯体症状的心理失眠患者。

扫码听书

## （二）西医调护

### 221. 良好的睡眠习惯有哪些

答：（1）定时休息，准时上床，准时起床。无论前晚何时入睡，次日都准时起床。

（2）床铺舒适、干净、柔软度适中，卧室安静、光线与温度适当。

（3）床是用来睡觉的地方，不应在床上读书、看电视或听收音机。

（4）每天规则的运动有助于睡眠，但不应在傍晚以后运动，尤其是在睡眠前 2 小时，否则反而会影响睡眠。

（5）不在傍晚以后喝酒、咖啡、茶及抽烟。假如存在失眠，应避免在白天使用含有咖啡因的饮料来提神。

（6）不在睡前大吃大喝，但可在睡前喝一杯热牛奶及一些复合碳水化合物，能够帮助睡眠。

## 222. 如何养成良好的睡眠习惯

答：（1）适当调节睡眠时间，每天准时起床（包括节假日），按时睡觉。

（2）即使失眠，不要老是躺在床上。该起床时就和平时一样起床，白天尽量不午睡，起床后稍稍做一下体育锻炼。

（3）进餐定时，晚餐不宜过饱。黄昏后尽量不食用和饮用对中枢神经系统有兴奋作用的食物、饮料和药物。

（4）入睡前避免阅读带刺激性的书报、杂志。避免看刺激性的电视节目，禁止在床上读书、看报、看电视。入睡前做些放松活动，如按摩、推拿、气功、静坐等。

（5）卧室环境要舒适，避免强光、噪音，温度适宜。注意睡姿，多右侧卧位身体微曲。

（6）如果上床20分钟后仍然睡不着，可起来做些单调无味的事情，有睡意时才上床，不要上床等觉。成人的睡眠时间应该保持在7～8个小时，以白天不犯困、精神饱满为宜。夜间10点是最佳的入睡时间。

（7）如果有烦心事、要紧事，睡前把它写下来，不要上床再思来想去。

（8）睡不着时不要经常看时钟，也不要懊恼或有挫折感，应放松并确信自己最后一定能睡着。

（9）尽量不要每天规则使用安眠药，如有需要，应间断服用，原则上每星期不要超过 4 次。

（10）注意枕头和床铺。通常成人的枕头高度在 10 ～ 15cm，一般相当于人一肩的高度，侧卧时，脖子和头部与两肩平行。而床铺不宜过于柔软，不利于脊柱的生长和弯曲，其实一般的木板床是最有利于身体健康的床。

## 223. 如何保持良好的居住环境以帮助睡眠

答：环境对人的体质有着不可忽视的影响，良好的居住环境可以帮助睡眠。

（1）避免噪声干扰，维持适度的安静环境，对入眠才有帮助。

（2）柔和的光线适合入眠，应避免阳光直射或太过昏暗。

（3）舒适的温度与湿度有助入眠。室内空气流通，室温维持于 22 ～ 26℃最适合入眠。室内相对湿度以 50% ～ 60% 最佳，要选择吸汗性佳的睡衣，以丝绸、棉布材质的睡衣较好。

（4）卧室内的装潢颜色最好选择柔和、平稳、淡雅的中间色；卧室内的家具摆设，应以简单大方为原则，以免室内狭窄，造成压迫感，不利于睡眠。

## 224. 如何选择合适的床

答：选择宽度大些的床更为舒服，翻身时不用缩手缩脚，活动没有太大限制，夏季更不会感到热气逼人。选择硬度适中的床，床上可以根据天气的温凉，适当增减褥子，最好有一个床头板，可以防止湿气袭头。

## 225. 如何选择合适的枕头

答：选择合适的枕头才能保证睡眠质量，才能缓解疲劳放松心情。合适的枕头要具备三个条件：支撑颈部的基本构造、合适的高度、良好的填充材料。在仰卧睡觉时，枕头的压缩高度应在5～8cm，高度以压缩后与自己的拳高相等为宜，也就是虎口向上握拳，枕头的高度等于竖着的一拳高。在侧卧睡眠时，根据每个人的肩膀宽度不同，女性的枕头压缩高度在7～12cm，男性的枕头压缩高度在11～14cm，也就是枕高等于一侧肩膀的宽度为合适的高度。枕头应有一定的弹力，才能减少与头皮之间的压强，保持适宜的压力，保证血液循环。但弹力过强也不好，头部不断受到外加的弹力作用，易产生肌肉疲劳和损伤。

## 226. 如何选择合适色彩的居家配饰

答：卧室整体色彩主要是看个人喜好，比较安全的做法是用浅色（白、米、灰、褐）作为基调，同时按照个人爱好添加各种图案和质地的饰品（比如靠垫、窗帘、各种摆饰等）来增加情趣。浅色的优点在于容易搭配配饰，而暖色系（红、橙、黄）则能让室内充满温暖。同时，朝南向阳的房间用冷色系较好，而朝北较暗的房间用暖色较好。

最好在睡前半小时关掉卧室的顶灯，开一盏床头的小台灯，使大脑逐渐接受一个稍暗的环境，进入睡眠的预备期，有助于减轻失眠。卧室里最好别放“滴答滴答”的机械钟，这种声音会让你更加难以入睡。但是卧室也不要过于安静，太安静的环境容易让人警觉、紧张，听点轻音乐或流水、虫鸣等大自然的声音会更好。

被子、枕头、室温、床垫和床上用品也影响睡眠质量。20℃是最佳睡眠温度。室温在24℃以上时，睡眠会变浅，睡眠中的身体动作和醒转次数也会增多。

如果窗户很大，墙壁的颜色最好浅一些，这样整屋的亮度会比较一致。如果三面墙颜色都很暗，窗户那面却很亮，整个卧室就会显得不协调。正对窗户的那面墙，最好用亚光的涂料或壁纸，不要安装反光性强的镜子或摆放玻璃装饰品。米色、蓝色最助眠。米色是所有颜色中最温和的，最适合在卧室用。蓝色能消除紧张情绪，成人和儿童卧室都能用。有失眠倾向的人，卧室最好别用色彩鲜艳和花纹复杂的壁纸，可选择暗纹样式的，如果你闭上眼，眼前会浮现壁纸的图案，则说明它太“花哨”了。屋顶要比墙壁浅。屋顶颜色深或是吸顶灯过大过复杂，容易产生压迫感。屋顶颜色的选择，最好和墙壁相配，但比墙壁浅一些，避免产生“头重脚轻”的感觉。如果拿不定主意，选米白色肯定不会错。

## 227. 噪声污染对人体有什么危害

答：现代社会，各种噪音围绕着人们，噪音的恶性刺激严重影响我们的睡眠质量，并会导致头晕、头痛、失眠、多梦、记忆力减退、注意力不集中等神经衰弱症状和恶心、欲吐、胃痛、腹胀、食欲呆滞等消化道症状，还能使人体中的维生素、微量元素、氨基酸、谷氨酸、赖氨酸等必需营养物质的消耗量增加，体内儿茶酚胺分泌量增加，肾上腺分泌增多，心跳加快，血压上升，容易导致心脏病发。我国对城市噪音与居民健康的调查表明：地区的噪音每上升1分贝，高血压发病率就增加3%。噪音影响人的神经系统，使人急躁、易怒，并影响睡眠造成疲倦。噪声级为30～40分贝是比较安静的正常环境；超过50分贝就会影响睡眠和休息；70分贝以上干扰谈话，造成心烦意乱，精神不集中，影响工作效率，甚至发生事故；长期工作或生活在90分贝以上的噪声环境，会严重影响听力和导致其他疾病的发生。

## 228. 年轻人的不良睡眠习惯有哪些

答：（1）睡前生气：睡前生气发怒，会使人心跳加快，呼吸急促，思绪万千，以致难以入睡。

（2）睡前饱餐：睡前吃得过饱，胃肠要加紧消化，装满食物的胃会不断刺激大脑。大脑有兴奋点，人便不会安然入睡，正如中医所说“胃不和，则卧不安”。

（3）睡前饮茶：茶叶中含有咖啡碱等物质，这些物质会刺激中枢神经，使人兴奋。若睡前喝茶，特别是浓茶，中枢神经会更加兴奋，使人不易入睡。

（4）睡前剧烈运动：睡觉前剧烈活动，会使大脑控制肌肉活动的神经细胞呈现极强烈的兴奋状态，这种兴奋在短时间里不会平静下来，人便不能很快入睡。所以，睡前应当尽量保持身体平静，但也不妨做些轻微活动，如散步等。

（5）枕头高度不合适：枕头太低，容易造成“落枕”，或因流入头脑的血液过多，造成次日头脑发涨、眼皮浮肿；枕头过高，会影响呼吸道畅通，易打呼噜，而且长期高枕，易导致颈部不适或驼背。

（6）枕着手睡觉：睡觉时两手枕于头下，除影响血液循环、引起上肢麻木酸痛外，还易使腹内压力升高，久而久之还会产生反流性食管炎。

（7）睡觉时用被子蒙头：以被蒙面易引起呼吸困难，同时，吸入自己呼出的二氧化碳，对身体健康极为不利。婴幼儿更不宜如此，否则有窒息的危险。

（8）张口呼吸：夜卧是保养元气的最好办法，而张口呼吸不但会吸进灰尘，而且极易使气管、肺及肋部受到冷空气的刺激。最好用鼻子呼吸，鼻毛能阻挡部分灰尘，鼻腔能对吸入的冷空气进行加温，有益健康。

（9）露肩或对着风睡觉：露肩或对着风睡觉时，身体对环境变化的适应能力降低，易受凉生病。古人认为，风为百病之长，善行而数变；善调摄者，虽盛暑不当风及坐卧露下。风寒极易入侵人体肩关节，导致局部经络骨节气血瘀滞，不易流通，造成风湿、关节炎、关节酸胀疼痛。受风寒侵袭也易造成感冒，所以睡觉的地方应避开风口，床离窗、门有一定距离为宜。

（10）坐着睡觉：因为坐着睡会使心率减慢，血管扩张，流到各脏器的血液也就少了。再加上胃部消化需要血液供应，从而加重了脑缺氧，导致头晕、耳鸣的出现。

（11）戴饰物入睡：这很危险。其一，一些饰物是金属的，长期佩戴磨损皮肤，不知不觉中会引起慢性吸收以至蓄积中毒（如铝中毒等）；其二，戴饰物睡觉会阻碍机体的循环，不利于新陈代谢，这也是戴饰物的局部皮肤容易老化的原因。

（12）相对而睡：这会导致一方吸入的气体大多是对方呼出的废气，大脑缺少新鲜的氧气或是氧气供应不足，也易造成失眠、多梦，醒后头晕乏力，精神萎靡。由于每个人的睡觉习性不一样，拉被子、蹬腿、打呼噜等，易造成被子滑落，感冒着凉，影响睡眠。

（13）微醉入睡：医学研究表明，睡前饮酒入睡后易出现窒息，长久如此，人容易患心脏病和高血压等疾病。

（14）储存睡眠：人体不能储存睡眠，为了熬夜而先多睡几个小时，对人体是没有多大帮助的。其实，人体只需要一定质量的睡眠，多睡不但睡不着，对健康也是无益的。

（15）不关电热毯睡觉：整夜开着电热毯，不但使人醒来后感到口干舌燥，还容易患感冒。人在入睡时被窝里的理想温度为33～35℃，相对湿度为55%～60%，在这种“小环境”下，皮肤的大量血管处于收缩状态，血流减慢，使机体得到充分的休息和调整。如果电热毯加热时间过长，被窝内的温度持续过高，皮肤血管就会扩张，血液循环加快，呼吸变深变快，抗御病菌的能力下降，易导致感冒。所以，电热毯的正确使用方法是，在睡觉前10分钟接通电源，当被褥预热之后关闭电源，只要进被窝时不感到骤凉就可以了。

（16）睡眠不足：大脑消除疲劳的主要方式是睡眠。长期睡眠不足或质量太差，只会加速脑细胞的衰退，聪明的人也会变得糊涂起来。

（17）透支睡眠：有的人喜欢熬夜，甚至通宵达旦地玩。尽管第二天再补觉，但由于生物钟紊乱引起的不良后果是无法避免的，白天困倦，精力难以集中，晚上失眠，无法入睡。

## 229. 老年人的不良睡眠习惯有哪些

答：老年人常见的一些不良睡眠习惯有：睡前不关灯，睡前不喝牛奶，睡前想事情，睡前担心难以入睡，不坚持晒太阳，不规律睡眠，睡前打扫卫生，睡软床，卧室温度过高，睡前不洗澡，失眠时不按摩足心，午睡时间过长，睡前抽烟，饭后立即睡觉，坐着睡觉，醒后立即起床等。只有改变这些不良习惯，才能拥有良好的睡眠。

## 230. 吸烟影响睡眠吗

答：（1）吸烟对身体健康的危害已经被世界一致公认，临睡前吸烟所吸入的二氧化碳在体内滞留时间将显著延长，危害更为严重。

（2）觉醒与睡眠是有其生理周期性的，强制提神（即剥夺睡眠）可干扰这些周期，旷日持久可导致失眠。

（3）吸烟虽能减少睡眠总时数，但并不会增强脑力活动的效率。

（4）与不吸烟者相比，吸烟者不仅常常感到烦躁不安，而且深度睡眠时间更少，睡眠质量也较差。

其中尼古丁是影响睡眠的罪魁祸首。

## 231. 考试前失眠应怎么办

答：考试前失眠应该在以下几方面进行调整：

（1）饮食上，每天保证“10 个 1”。配餐要以高蛋白、低脂肪、多维生素为原则。每天要保证“10 个 1”：1 ～ 2 杯牛奶、1 个鸡蛋、1 两左右瘦肉、吃 1 次鱼、100g 左右豆制品、1 斤左右蔬菜、1 升左右清淡茶水、1 斤左右主食、1 ～ 2 个核桃、1 个苹果或橘子及其他等量水果。

（2）睡眠上，每天保证 8 小时左右的睡眠。虽然考试前很紧张，但考生应尽量像平常一样和家人及朋友聊天，适当运动如跑步、散步等，这不仅能保持心态平和，还有利于临场应试。失眠不要着急，平躺着心沉丹田（肚脐正下方三个指头处），反复默念“我睡着了”，或看看喜欢的文章，听听轻音乐，等有了睡意再去睡，不要急躁自责。

（3）心理上，入睡前考生不妨进行一次短暂的“考场应对模拟心理训练”：想象自己已进入考场，深呼吸，暗示自己“心态稳定、正常发挥”；接到试卷首先填写个人资料；先从容易题做起；遇到难题不慌张，思考后做不出来时做下一题；会做的先做完，最后攻坚……想象得越逼真越细越好，特别是对自己担心的方面，尽量设想出应对的方法。这样有利于考场上稳定心态，从容应对。

## 232. 压力过大导致失眠该如何调适

答：压力所致的失眠应该从以下三点来进行调适：

（1）平常心和良好的心态：由于工作的不顺利，有些人会出现失眠的现象。出现这种状况不要盲目紧张，应持有一颗平常心和良好的心态去面对，反之则适得其反。有些人就是因为紧张，认为自己身体出现了不良状况，导致持续几昼夜的失眠。出现这类情况患者不必惊慌，前期的失眠症状是很容易通过自身来治愈的。

（2）找出并警惕失眠的原因：工作烦心导致失眠，应正确地认识到自己失眠的原因，并及时通过自我调节来治愈。如今社会，人们的工作压力普遍加重，需要通过自我减压来达到一个良好的心态。

（3）良好的身心状态有益睡眠：适当的身心运动有助睡眠，饭后到户外散散步，放松一天疲惫的精神，让一天工作的烦躁心情烟消云散。吃点水果，适当的饮用红酒，听听音乐，都是帮助睡眠的好方法。睡前冲个澡或泡泡脚等都会对良好的睡眠起到有益的辅助作用。

## 233. 如何均衡饮食

答：营养是健康的根本，食物是营养的来源，而我们的身体每天需要食物中各种营养素来调节生理机能。当摄取饮食中营养素足于维持身体处于健康状态，增强体质，提高对疾病的抵抗力，这种饮食称为“均衡饮食”。只有均衡的营养才能提高免疫力，改善睡眠。

每日的饮食根据个人年龄、性别、身高、体重、活动量而有不同营养素的需求量，各国则依据营养需求量的不同均会制定不同营养素建议摄取量，我国对均衡饮食则按照中国营养学会制定的《中国居民膳食指南》原则来确定每日饮食中各类食物比例：①谷类300～500g；②果蔬菜：蔬菜类400～500g，水果类100～200g；③畜禽肉类50～100g，鱼类25～50g；④奶类及奶制品100g，豆类及豆制品50g；⑤油脂类25g。所谓每日饮食指南的原则就是以利于居民落实均衡饮食的原则，是以各种营养素换算每日所需摄取的食物种类及数量。

## 234. 饮食对睡眠有哪些影响

答：俗话说“人如其食”，但饮食对睡眠长短有多大影响呢？

宾夕法尼亚大学佩雷尔曼医学院的一项研究首次发现，某些营养物质可能对短时和长时睡眠有着深刻的影响，而且不挑食的人意味着饮食总体上比较健康，睡眠方式最为健康。

研究过程中三个群体被分成四个组，他们的热量摄入各不相同。睡眠时间较短者（5～7小时）摄入的热量最高，其次是睡眠正常者（7～8小时），然后是睡得极少者（少于5小时），最低的是睡眠时间较长者（超过9小时）。睡眠正常者的饮食最为丰富，睡眠极少者则最为单一。三个群体在多种营养物质（包括蛋白质、碳水化合物、维生素和矿物质）的摄取上均存在差异。

研究小组经过统计分析发现，饮食差异非常普遍，但影响较大的是几种主要的营养物质。睡眠极少者在水、番茄红素和碳水化合物上的摄入量均比较少；睡眠较短者摄入的维生素C、水和硒元素较少，而黄体素较多；睡眠较长者摄入的可可碱、十二酸、胆碱和碳水化合物都比较少，而酒精则较多。

综上所述，饮食和睡眠密切相关。

## 235. 晚餐饱食会影响睡眠吗

答：答案是肯定的。晚餐饱食会影响睡眠出现难以入睡、睡后易醒等症状，尤其是油腻的或者年糕一类不易消化的食物，肯定会影响睡眠。晚餐的盛食、饱食，必然造成胃肠、肝、胆、胰脏在睡眠时仍不断工作且传讯息给大脑，使大脑处于兴奋状态中，造成多梦、失眠等，长期下来还会引发神经衰弱等疾病。另外，晚餐饱食不仅仅影响睡眠还可能患上脂肪肝、痴呆、高血压、高脂血症、肠胃病、肥胖症、糖尿病、骨质疏松。因此要吃好晚餐，向健康看齐，下列5个健康吃晚餐的建议，让你的晚餐吃得更健康。①晚餐吃少，定量为好，不暴饮暴食。②晚餐时间在 18：00～19：00 最有益健康。③晚餐要多吃素食，少吃荤食。④晚上少吃高油、高脂肪、高热量、高钙、令人胀气的食物。⑤生长发育中的孩子可以适当地多加一餐。

## 236. 哪些食物可以改善失眠

答：（1）含色氨酸的食物：色氨酸（一种必需氨基酸）是天然安眠药，它是大脑制造血清素（serotonin）的原料。血清素这种神经传导物质能让人放松、心情愉悦，减缓神经活动而引发睡意。色氨酸会借着高碳水化合物、低蛋白质的饮食组合，以及先吃碳水化合物、后吃蛋白质（蛋白质食品）的进食顺序，顺利进入大脑中，许你一个安稳的睡眠。

所以想有一夜好眠，睡前不妨吃点含碳水化合物的食物，如蜂蜜（蜂蜜食品）、全麦吐司或水果（水果食品）。这个方法对多数人都有效，它既有像安眠药的效果，却没有安眠药的副作用，不会让人上瘾。

（2）富含 B 族维生素的食物：维生素 $B_2$、$B_6$、$B_{12}$、叶酸及烟碱酸，都被认为和帮助睡眠有关。

维生素 $B_{12}$ 有维持神经系统健康、消除烦躁不安的功能。东京国家神经学及精神疾病中心的研究发现，让慢性失眠患者服用维生素 $B_{12}$ 数天后，多数人的睡眠情况都获得改善，一旦停止服用，失眠的问题又回来了。《睡眠》期刊中也有报告指出，维生素 $B_{12}$ 能使难以入眠及常在半夜醒来的人改善睡眠情况。维生素 $B_6$ 可以帮助制造血清素，而且它和维生素 $B_1$、$B_2$ 一起作用，让色氨酸转换为烟碱酸。人体中如果缺乏烟碱酸，常会焦虑、易怒，进一步让人睡不好。医学上，烟碱酸（维生素 $B_3$）常被用来改善因忧郁症而引起的失眠。阿拉巴马大学的研究也指出，烟碱酸能延长快速动眼期的时间，减少失眠症患者在夜间醒来的次数。

富含 B 族维生素的食物，包括酵母、全麦制品、花生、胡桃、蔬菜，尤其是绿叶蔬菜（蔬菜食品）、牛奶、肝脏、牛肉、猪肉、蛋类等。

（3）富含钙和镁的食物：钙质摄取不足，不只会增加罹患骨质疏松症的危险，也可能让人睡不好。国外的研究发现，钙质摄取不足的人容易出现肌肉酸痛及失眠的问题。

## 237. 失眠时不宜进食的食物、饮料有哪些

答：有些食物、饮料对失眠的患者会造成雪上加霜的效果，这些食物分别是：①咖啡因：含咖啡因的食物会刺激神经系统，还具有一定的利尿作用，是导致失眠的常见原因，例如茶、咖啡、巧克力、可乐。②辛辣食物：晚上吃一些辛辣的食物也是会影响睡眠的。辣椒、大蒜（大蒜食品）、洋葱等会造成胃中有灼烧感和消化不良，进而影响睡眠。③油腻食物：吃太多的油腻食物会加重胃、肠、肝、胆和胰的工作负担，刺激神经中枢，让它一直处于工作状态，也会导致失眠。④有饱腹作用的食物：有些食物吃后会产生较多的气体，从而产生腹胀感，妨碍正常睡眠，如豆类、大白菜、洋葱、玉米、香蕉等。⑤酒类：很多人会认为睡前饮酒可以促进睡眠，但最近的研究证明，它虽然可以让人很快入睡，但是却让睡眠状况一直停留在浅睡期，很难进入深睡期。所以，饮酒的人即使睡的时间很长，醒来后仍会有疲乏的

感觉。

所以失眠患者应尽量避免食用以上所涉及的食物、饮料。

## 238. 睡前喝牛奶可以帮助睡眠吗

答：晚上喝牛奶可以帮助睡眠，因牛奶中含有一种能使人产生疲倦欲睡的生化物 L 色氨酸，还有微量吗啡类物质，这些物质都有一定的镇静催眠作用。特别是 L 色氨酸，它是大脑合成 5-羟色胺的主要原料。5- 羟色胺对大脑睡眠起着关键的作用，它能使大脑思维活动暂时受到抑制，从而使人想睡觉，并且无任何副作用。而且牛奶粘在胃壁上吸收也好，牛奶中的钙还能清除紧张情绪，所以它对老年人的睡眠更有益，故晚上喝牛奶好，有利于人们的休息和睡眠。睡前喝牛奶还有利于人体对钙的吸收利用，钙对睡眠也有帮助。晚餐摄入的钙，睡前大部分被人体吸收利用。睡后特别是晚上零点以后血液中钙的水平会逐渐降低，血钙的下降促进了甲状旁腺分泌亢进，激素作用于骨组织，使骨组织中的一部分钙盐，溶解入血液中，以维持血钙的稳定平衡。此种溶解作用是人体的自我调节功能，时间长了，会成为骨质疏松症的原因之一。晚上睡前喝牛奶，牛奶中的钙可缓慢的被血液吸收，整个晚上血钙都得到了补充、维持平衡，不必再溶解骨中的钙，防止了骨流失、骨质疏松症，还帮助了睡眠。

## 239. 饮酒可以帮助睡眠吗

答：酒精虽有一定的镇静催眠作用，但持续时间短暂，3 ～ 4 个小时便会消失。催眠效应消失后，会出现反跳性心跳加快、呼吸急促等交感神经兴奋的症状，反而容易惊醒，甚至失眠。而且长期大量饮酒会增加机体对乙醇的耐受性，需不断增加饮酒量，才能达到短暂的催眠效果，随之而来的则是更严重的失眠。

酒精会令睡眠变浅，浅睡眠时间延长，中途醒转次数增多，更会使睡眠变得断断续续，扰乱正常睡眠周期及节律，甚至抑制呼吸使打鼾加重或引发呼吸暂停，长久如此，人容易患心脏病和高血压等疾病。

专家提醒，如不得不饮酒，最好在睡前 1 ～ 2 小时前饮，以便酒精尽快代谢，减少酒精对睡眠质量的影响。

## 240. 饮用咖啡、茶对失眠有影响吗

答：有影响。咖啡及茶等含有咖啡因，咖啡因是中枢兴奋剂，有兴奋提神、解除疲劳等作用，对睡眠有抑制作用，扰乱正常的作息节律，增加失眠的几率。我们都有这样的常识，咖啡和茶具有提神的作用，人的神经若是处于兴奋状态，无疑会引发失眠。

大多数常饮咖啡和茶的人往往容易失眠焦虑，同时还可增加胰腺癌的发病率。咖啡中的咖啡碱还有破坏维生素 $B_1$ 的作用，如果维生素 $B_1$ 缺乏，人就很容易出现烦躁、失眠、食欲下降等症状，严重的还可发生神经组织损伤、肌肉组织损伤及浮肿。

咖啡和茶适量饮用没关系，一旦过量，就将成为失眠焦虑的罪魁祸首。所以，为了自己的睡眠和好心情，请与咖啡和茶保持一段距离。

## 241. 每天如何饮水有利于睡眠

答：失眠患者应该学会一整天该如何健康饮水：①清晨第一杯水选择新鲜的白开水。人在夜间休息时会消耗体内一部分水

分，晨起时体内处于缺水状态，此时喝一杯白开水弥补夜间缺水状态，促进人体血液流通。②饭后饮水会影响胃肠道工作，所以最好是进餐后半小时饮用一杯 200mL 白开水即可。③运动过后，人体会分泌大量的汗液，机体水分缺失，此时不可立即饮水否则会增加心脏的承受负担，正确的是慢慢地喝一些盐水或是维生素水。④睡前不宜喝大量水，但可以适当地少许饮水，这样可避免夜间缺水状态，从而增强睡眠质量，降低人体患血栓的概率。⑤以上所指的水一律为新鲜水，新鲜的白开水是天然状态的水经过多层净化处理后煮沸而来，水中的微生物已经在高温中被杀死，开水中的钙、镁元素对身体健康是很有益的，且含钙、镁等元素的硬水有预防心血管疾病的作用。白开水还能使血液得到迅速稀释，纠正夜间的高渗性脱水。

## 242. 失眠患者如何进行体育锻炼

答：运动疗法是一种很好的非药物治疗手段。有国外研究表明，80% 的失眠患者并不需要药物治疗，只要消除其心理的紧张、抑郁、不安等因素，科学安排学习与生活，动静结合并进行适当的体育运动，失眠就会得到很好的控制。研究表明，体育锻炼对失眠有显著的改善作用。另一方面，运动可反射性地引起大脑皮质和丘脑、下丘脑部位的兴奋性提高，提高耐受力和意志力，改善脑神经功能状态，使患者精神上有充实感、满足感，运动时表现出良好的愉悦情绪，可抗拒因失眠带来的紧张、焦虑心理，加上交感神经的营养性影响，以改变体内物质的代谢过程，从而改善患者睡眠质量。

对于失眠而言，具体运动方法的选择可根据不同表现和自身爱好来确定。精神不振、孤僻、活动较少者，宜采取生动活泼的运动，如游戏和竞赛性的球类运动，运动量中等，不要偏大，即采取有氧运动，以不觉得劳累为准，并在睡前配合按摩头部和躯干部；情绪易激动者，则建议选择较平和的体疗方法，如各种保健体操、散步、慢跑、气功和太极拳等，同时睡前配合手法轻柔的中医按摩。

## 243. 看电视对睡眠有什么影响

答：睡前适当看电视能起到适当放松身心的作用，但多数人往往难以控制看电视的时间，由于电视对人是听觉、视觉多方面的强刺激，看电视看得太晚会使人兴奋，干扰睡眠。同时，看电视时间过长，思想过度集中，减少了与家人交流的时间，时间掌握不好会引起身体不适如颈椎腰椎疾病，胃肠蠕动减慢。同时部分人有边看电视边吃零食的习惯，以至于摄入热量严重超标引起肥胖、胃肠功能受损等，影响睡眠质量，所以晚上尽量减少看电视的时间。

## 244. 夜间玩手机对人体有什么影响

答：（1）影响智力。手机辐射大，时间长了会引起机体免疫力下降，易产生疲惫、恶心等不良反应。手机的信号接收辐射会影响人的脑部神经系统，时间长了会使智力降低。

（2）颈椎反弓。高枕、卧高靠背看电视以及长时间上网、躺着玩手机等不良的生活习惯，长时间牵拉着颈椎，也会导致其曲线前凸日渐减少、变直甚至反弓。

（3）损害皮肤。人们使用手机时跟面部距离很近，手机辐射会对皮肤有一定刺激。

（4）影响生物钟。在床上使用会发出光线的电子产品，会使人体生成褪黑素总数减少约22%。而一旦人体的褪黑素受到了这种程度的抑制，人的生理周期也将受到影响，直接影响便是让人始终处于浅睡眠，甚至大大减少人们的睡眠时间。

（5）慢性劳损。脖子耷拉过度、身子不自然弯曲、颈部越来越前倾，这使得人体颈部胸锁乳头肌随之不断向前拉伸，长时间过后就会处于慢性充血状态，久而久之容易压迫椎动脉而诱发颈椎病，造成慢性劳损。

（6）影响视力。左右横躺着对左右眼睛的压迫力最大，时间一长眼睛就会有膨胀感，短时性影像重叠，久而久之会引起视力下降。

（7）手指麻木。频繁按键引起手指酸痛、麻木或肿胀等不适症状。

## 245. 哪些心理因素容易导致失眠

答：（1）害怕失眠。因之前的失眠经验进而产生的一种恐惧心理。每当到了晚上，他们就会害怕自己重蹈失眠的覆辙，进而想方设法让自己今天晚上能睡个好觉，但结果却是适得其反。越是过分关注自己的睡眠，就越睡不着。越睡不着，就会越焦虑。越焦虑，越难以睡着，如此恶性循环，就真的失眠了。

（2）手足无措。研究发现，失眠问题的出现，很多时候是因为在此之前经历过一次或多次应激性事件，如失恋、夫妻吵架、家庭暴力、领导批评、客户投诉、考试落榜、扣奖金、被辞退、好友绝交等。很多人在遭遇突发事件的刺激后，情绪无法调整，以致手足无措、胡思乱想、情绪焦虑，进而影响晚上的睡眠。

（3）做梦有害论。有一部分人认为梦是对人体有害的，是睡眠不好的表现。还有的人担心噩梦是一种预兆，会有祸事发生。这种担心做梦的心理，直接影响了睡眠。事实上，做梦是人正常的心理现象，同时也是潜意识的一种活动表现。科学研究发现，人在睡眠中是会做很多梦的，但能被我们记起的仅仅是上升到意识层面的一小部分，很多深层的梦境往往无法被我们记起。如我们上面所讲，梦是潜意识的活动表现，而潜意识是人类灵感和智慧的发源地。形象地说，如果一个人希望和潜意识沟通，那么梦就是获得潜意识灵感和智慧的桥梁。不仅如此，学会对自我梦境进行解析，也将会很好地排解心灵的困扰。所以要正确看待做梦，不要抗拒这种自然而又神奇的生命现象。

（4）自责内疚。由自责心理引起失眠的人，在生活中是较为常见的。这些人经常会因自认为错误的言行或事件而责备自己。尤其是在睡觉前，他们在脑海里一遍又一遍地放映那些令自己后悔自责的画面，结果自然是辗转难眠。

（5）紧张期待。生活中或是工作中需要自己第二天去完成的事和即将到来的兴奋的事，会令一部分人出现紧迫感，这种紧迫感会导致他们睡得很不踏实。同时，还有担心睡过头而误事的心理。久而久之，就出现早醒或是易醒等睡眠障碍。

（6）童年创伤的再现。童年创伤导致的失眠，则是比较顽固的一种问题。有的人童年时遭受到恐吓、重罚、亲人亡故、性侵等创伤，出现了怕黑夜不能入睡的现象。虽然这些问题会随着年龄增长而逐渐好转。但成年后，一旦遭遇某种类似的创伤性刺激，就会使得压抑在潜意识的创伤性心理反应再现，重演童年时期的失眠现象。

导致失眠的原因，除了上述六种心理因素外，再有就是抑郁焦虑障碍及器质性疾病等引发的失眠，但不管是哪种心理因素引起的失眠都有其解决的方法。

## 246. 失眠患者应如何进行心理调适

答：（1）保持乐观、知足常乐的良好心态。对社会竞争、个人得失等有充分的认识，避免因挫折导致心理失衡。

（2）建立有规律的一日生活制度，保持人的正常睡－醒节律。

（3）创造有利于入睡的条件反射机制。如睡前半小时洗热水澡、泡脚、喝杯牛奶等，只要长期坚持，就会建立起“入睡条件反射”。

（4）白天适度的体育锻炼，有助于晚上的入睡。

（5）养成良好的睡眠卫生习惯，如保持卧室清洁、安静，远离噪音，避开光线刺激等；避免睡觉前喝咖啡、茶、酒等。

（6）自我调节、自我暗示。可玩一些放松的活动，也可反复计数等，有时稍一放松，反而能加快入睡。

（7）限制白天睡眠时间，除老年人白天可适当午睡或打盹片刻外，应避免午睡或打盹，否则会减少晚上的睡意及睡眠时间。

另外，对于部分失眠症状较重的患者，应在医生指导下，短期、适量地配用安眠药或小剂量抗焦虑、抑郁剂。这样可能会取得更快、更好的治疗效果。

## 247. 退休后失眠应如何调适

答：多数情况下，人们常认为退休后的中老年人卸除了工作负担，精神上会得到放松。但实际上，退休后随着长期形成的规律被强行打乱，一种寂寞感油然而生，长此以往，继而产生了抑郁情绪，出现精神与身体双重疲劳，失眠症状明显。为了有效调适退休后的失眠，可以从以下几方面着手：①建立规律的新的生活方式：必须从退休前的思维与工作中解脱出来，重新调节生活节奏，根据自身情况和身体状况安排适宜的活动。②合理安排时间：白天保证充分和轻松的活动，这样才能保证夜晚的睡眠。③适量运动：中老年人的运动需确保达到一定的运动量及运动时间，量力而行，长期稳定地坚持下去。并且兼顾个人兴趣爱好，选择相应的运动方式，如散步、打球、舞剑、骑车、游泳等，改善精神状态。④调节心理平稳：通过适当的途径排解、释放不良情绪，加强自我修养，保持理智的心态，对一些负面的事件，可选择转移注意力或遗忘，使其随时间推移而淡化。⑤适宜的生活环境：噪音对个人情绪影响非常大，进而产生失眠，因此，尽量不要在噪音环境里停留。

## 248. 老年人失眠如何调护

答：老年人失眠的发生率较高，可以从以下几方面进行调护：①寻找原因：多数情况下，出现失眠均可找到原因，若是由于无所事事，就寝较早引起的早醒，可以稍微晚点睡觉；若是白天小睡过多影响夜间睡眠，可在白天参加适量的活动，减少小睡的次数，控制白天睡眠时间，以提高夜间睡眠质量。②治疗原发病：如果是躯体疾病干扰睡眠，应积极治疗躯体疾病，同时避免使用某些对睡眠有影响的药物。③注意老年抑郁症：患有抑郁症的老年人不要轻易使用安眠药，以防贻误病情。同时，抑郁症经确诊后可以适当加强锻炼，达到健身防病的目的。④注重心理调节：良好的情绪有助于安稳的睡眠，两者相辅相成。现实中往往有各种事件能带来负面情绪，面对这些刺激，应提高自我修养，泰然处之，通过自我调适将不良情绪的影响降至最低，心静则睡眠自安。⑤重视“打盹”的重要性：老年人精力下降，常出现“打盹”，这种情况是其常见的补充睡眠的方式，平时“打盹”有助于精力恢复，在外周环境允许时，可以利用这几分钟、半小时或更多的时间“打盹”，但要注意自身安全，防寒保暖，避免意外。当然，睡眠不能靠“打盹”代替和满足，单纯依靠这种方式，对身体和情绪均有不良影响。⑥合理服用镇静催眠药：人体随着年岁的增大，身体器官功能均有不同程度的下降，患病的老年人服用镇静催眠药后，肝脏的解毒排毒功能降低，蓄积的残留药物在体内发生作用，使得夜间服用的助眠药在白天仍然有效，人也会昏昏沉沉。⑦家人的看护：家里有失眠的老年人时，最好由亲人观察其夜间睡眠情况，注意排除忧郁症。确因某些外来刺激导致失眠时，可积极面对，及时就诊，在医生指导下使用催眠药物。⑧中医中药调治：确诊失眠的患者，可以使用中医中药调治，如采用补气养血、填精补髓、安神益智等法，临证时选用人参养荣丸、金匮肾气丸、柏子养心丸、八珍益母丸等中成药，也可以根据病情使用朱砂安神丸、酸枣仁汤等复方汤剂。⑨食疗及单验方等其他疗法：食疗及单验方，以及非药物治疗的方法，对老年人的失眠调治也具有良好疗效，可视自己情况或在医生指导下应用。

## 249. 抑郁导致的失眠如何心理调治

答：抑郁症最早、最突出的表现多见于睡眠障碍，其中以失眠为主，如入睡困难、早醒、中间醒等，早醒后再次入睡困难，情绪更加抑郁，从而进入恶性循环。应及时对抑郁导致的失眠进行心理调治。那么，由失眠导致的抑郁失眠症应该如何进行心理调治呢？

（1）认知行为治疗：帮助一个人认识到自己消极的思维模式和行为，并用积极的思维模式和行为进行代替。对于抑郁症患者的日常生活和未来前景，认知行为治疗可以迅速产生重要的变化。

（2）人际关系治疗：侧重于解决促成抑郁症的有问题的人际关系和社会关系。通过学习如何更有效地与他人交往，失眠抑郁症患者能够减少日常生活中的冲突，获得家人和朋友的支持。

（3）心理动力学治疗：帮助一个人自我反省，揭示和了解可导致抑郁症的情绪冲突。因为在童年期没有解决的冲突可能是导致抑郁症的原因，所以用这种治疗方法解决问题可能需要花费一些时间。

## 250. 失眠患者如何进行心理治疗

答：心理治疗的目的是帮助患者认识疾病的性质和诱发因素，纠正被歪曲的认知，建立对生活事件及其“躯体疾病”的正确态度。

（1）睡眠也是人体的自然反应，困了就想睡觉，采取顺其自然的态度，不要人为地去控制它，20 分钟后自然而然地就会入睡了。有的人特别怕睡不着觉，有的总怕半夜醒来难以入睡，越怕就越清醒，越感到紧张，形成恶性循环。正常人也会由于各种原因半夜醒来，只是正常人没有害怕和排斥等想法，才能放松。

（2）让患者把自己失眠看作是“自然而然”的事，去积极面对、充分接受、反复体验、不断纠正，最终达到心身康复。睡眠是让大脑和身体休息的最好方式，不是唯一方式。睡觉是为了保证健康，人每天只需要深度睡眠 2 ～ 4 小时，其余是有梦睡眠。与多导睡眠图的检测结果相比，多数心理生理性失眠患者对入睡困难和睡眠时间不足有不同程度的夸大，这种夸大进一步加重了患者的焦虑紧张情绪，导致失眠进一步加重，成为迁延不愈的另一主要原因。因此，对此类患者用客观记录的数字和具体的事实，指出患者对症状的夸大及后果，耐心解释其中的原因，是引导患者走出失眠误区的最好办法。

（3）多数患者总认为自己晚上觉没睡够，认为睡眠是人生第一重要的事，整天想的就是怎样才能睡好觉，一有时间就要补觉。正确的做法是多参加户外的业余活动，如散步、爬楼梯、跳绳、洗衣服、拖地等。睡觉前不宜让大脑处于兴奋状态，困了就上床睡觉，顺其自然并放松，进入睡眠。

## 251. 如何用行为疗法治疗失眠

答：（1）睡眠限制疗法：减少卧床时间来评估总的睡眠时间，当评估睡眠效率（睡眠总时间和睡在床上的时间的比值）大于 90% 时，每周可增加 15 分钟的卧床时间。

（2）刺激控制疗法：卧室只用来睡觉和休息，只在困倦时上床，当上床后 15 ～ 20 分钟仍然不能入睡，就到另一房间看书或做其他安静的活动，如需要可重复上述步骤。不管你睡眠持续了多久，需保持一个规律的觉醒时间，避免白天小睡。

（3）睡眠卫生教育：纠正影响睡眠的外部因素：①环境的影响（宠物或者配偶的打鼾）；②卧室温度；③避免饮酒、吸烟和咖啡；④固定放在床旁的钟；⑤离睡眠时间太近时宜减少运动，睡前 2 小时不进食难消化的食物。

## 252. 如何用行为矫正法治疗失眠

答：（1）首先在自己思想上应该有足够的信心和对各种现象（如症状反复等）的精神准备，这是保证疗效的基础。

（2）下午和晚上不喝茶，上床前半小时停止脑力活动，也不抽烟，做好睡觉的准备，到室外活动 10 ～ 15 分钟。这种活动根据自己的体力及具体条件来安排。如有条件的，可在浴盆中，用 32 ～ 35℃的水全身浸泡 20 分钟，或者到室外走动以活动肢体，或者上下楼梯几次，或者用热水泡脚等，在这期间，不要与他人谈论工作，自己也不要去想工作或去做别的事。

（3）在治疗期间不睡午觉，早起可以喝一杯浓茶（如果没有午睡习惯的可不喝）。如果有午睡习惯，中午做些轻度体力劳动或者打打球。下午如果感到头昏或倦怠时，可用温水洗脸冲头，但不要睡觉。

（4）上床前不要给自己任何暗示，比如“我今晚可能会睡不好”“今晚不要失眠”等之类的想法。上床后，也不必强迫自己“快点入睡”。因为事实上这是强迫不了的。相反，越强迫自己入睡，越不能睡，也不要强迫自己“不要想事”。这种“强迫”是毫无用处的，也不要时时看表，去计算已经上床多久了。因此最好把手表摘下放在桌子上，也不要放在枕头下，因为那些失眠症的患者，枕头下手表滴答的声音有时反而使他不能入睡，而且手表放在枕头下，也容易使他忍不住取来看看上床多久了。

（5）上床后，如出现倦意，但是脑子却还总是想一些事，摆脱不了，就随它去，尽量保持平静，一般这时想的都是一些比较零碎和片断的事，就不要去把它们连起来系统化，更不要去思索“为什么是那样的，不是这样的”。如果中间思路断了，也不要去回想，更不要强行记忆或者仔细思索什么复杂问题。

（6）上床后，把肢体摆在你认为最舒适的位置上，双眼半闭，轻轻地呼吸，让全身肌肉放松，眼睛可以固定注视一点，可以轻轻地提示自己：“我的手臂感到沉重无力了，脚也无力了，要睡了。”或者使自己轻轻地打呵欠，此时再想象一个十分寂静的环境，这样不久你就会慢慢地进入梦乡。

（7）上床后，如果感到脑子特别清醒毫无睡意，那么就立即起床工作，直到感到有些倦意时，再关灯上床。这对住在集体宿舍的学生来说，此时可以到室外去活动或看书，以免影响他人。

（8）晚上入睡后，如果中途醒来，不要睁开眼睛，轻轻地翻个身再睡，不要开灯看表。有晚上起床小便习惯的，小便后立即再睡，不要吸烟或做其他任何事情；如果小便后脑子清醒不想再睡了，就按第 4 条的办法；如果已经快到规定起床的时候（比如规定五点半起床的，你在四点半起床小便而不想睡了），那么就按照第 7 条的办法，索性起床进行各种活动，而不要在床上等待天亮。

（9）每天定时起床，在开始时，起床时间可以早一点，比如规定早晨五点，到时候一定起床，即使是被闹钟叫醒的，当时仍感到昏昏欲睡，也要立即起床，即使当晚你只睡了 3 ～ 4 小时也要起来。起床后，如果有条件，冬天洗个温水澡，夏天洗个冷水浴，或者用冷水（冬天用温水）洗脸，然后到室外去活动，以后再照常上班工作。

## 253. 如何用放松疗法治疗失眠

答：（1）深呼吸放松：深呼吸是一种腹式呼吸，具体的做法：①保持坐姿，身体向后靠并挺直，松开束腰的皮带或衣物，将双掌轻轻放在肚脐上，要求五指并拢，掌心向内。②先用鼻子慢慢地吸足一口气，保持两秒钟，再用嘴巴慢慢、轻轻地吐气，反复多做几次，达到腹式呼吸的深度要求。③控制呼吸的速度。在呼吸时缓慢均匀默数，“1，2，3，4……”用四个节拍吸气，再用四个节拍吐气，如此循环。每次连续做上 4 ～ 10 分钟甚至更长。

（2）肌肉放松法：①头部放松：用力皱紧眉头，保持 10 秒钟，然后放松；用力闭紧双眼，保持 10 秒钟，然后放松；皱起鼻子和脸颊部肌肉，保持 10 秒钟，然后放松；用舌头抵住上腭，使舌头前部紧张，保持 10 秒钟后放松。②颈部肌肉放松：将头用力下弯，努力使下巴抵到胸部，保持 10 秒钟，然后放松。③脚趾肌肉放松：将脚趾慢慢向下弯曲，仿佛用力抓地，保持 10 秒钟，然后放松，将脚趾慢慢向上弯曲，而脚和脚踝不动，保持紧张 10 秒钟，然后放松。

（3）沉思放松：沉思是指向精神的一种修炼与沉淀。用沉思来调节自己可以增强自我意识，增强自我对情绪的识别、管理与控制力。关注当下是沉思中最重要的概念，留意当下不会导向自我意识的飘逸，只能是对压力和情绪的接纳。心理的自我调节让人感觉是指对现实苦恼的摆脱，这两者看起来是矛盾的。其实，两者并不矛盾，反复思考能够激发一种顿悟，顿悟也是更彻底的摆脱，除去执着、除去妄念、除去烦思。

（4）想象放松：想象法主要是通过对一些广阔、宁静、舒缓的画面或场景的想象达到放松身心的目的。这些画面和场景可以是大海、躺在小舟里在平静的湖面上飘荡等，总之是一切能让心灵平静愉悦的美好场景。

肌肉放松模式的使用时间比较长，要求要浑身逐步放松，难度较大，只是停留在身体放松，没有做到身心放松的地步。而想象放松时间较短，不受地点限制。深呼吸使用难度低，使用方便，结果也最理想。沉思难度较高，对于心智还不成熟的儿童，使用起来较困难，放松的效果也不是很理想。

## 254. 催眠术的操作步骤是什么

答：环境要求：选择安静、舒适的房间，室温适中。脱掉紧身衣服和袜子。坐卧均可，只要舒适就好，做几次缓慢的深呼吸，使机体放松，需要找一个相对安静、不被打扰的环境。

操作步骤：

（1）做深呼吸 30 次，自己慢慢计着数。

（2）眼睛凝视面前的一个点，直到感觉眼睛累，视线模糊就可以自行闭眼。

（3）回忆自己曾经看到过的一部电影，将过程再看一遍。

（4）放松自己，从头到脚，循序而进。

（5）想象从房间的不同角度看自己的样子，要不少于三个角度，看到不少于三样事物，听到不少于三种声音，感觉不少于三种触觉。

（6）重新睁开眼睛，重复第 2 步。

（7）倒数，依照比较慢的频率自己倒数。

（8）入睡困难的朋友，这时用正面的语言告诉自己，“我很困，很想睡”或是“我要睡觉了”；早睡和睡得浅的朋友，这里用正面的语言告诉自己，“我会几点醒来，会一直睡得很沉”。

（9）想象一个自己第二天要醒的时间，最好是以钟表指针的形式浮现在脑海里，第二天你或许会很惊讶地发现，分秒不差。

## 255. 长期饮酒助眠的患者如何调护

答：随着社会的转型和工作、生活节奏的加快，现代人身心常超负荷运转，精神心理压力大，借酒“解乏”或麻醉自己神经的人越来越多。有许多人特别是男性在压力过大后，无法保证正常睡眠，因此有的就想依赖少许酒精促进睡眠，却由于酒精长时间作用于中枢神经系统，造成慢性损害，反而引起失眠，对于此类患者，可按照以下建议进行自我调护：

（1）保持乐观的生活态度。对社会竞争、个人得失等有充分的认识，避免因挫折致心理失衡。自我调节、自我暗示，适当放松，逐渐减少睡前饮酒量。

（2）建立有规律的一日生活制度，保持正常的睡眠 – 觉醒节律。养成良好的睡眠卫生习惯，尽量在睡前 4 个小时内不饮酒，以便酒精尽快代谢，减少酒精对睡眠质量的影响。

（3）换用其他方式促进睡眠，创造有利于入睡的条件反射机制。如睡前半小时洗热水澡、泡脚、喝杯牛奶等。白天适度的体育锻炼，限制白天睡眠时间等。

## 256. 职场压力与失眠有关吗

答：职场中的人们长期用脑过度，极易患上失眠症，其主要原因是脑力劳动者长期过度用脑，神经长时间处于紧张状态。这种情况持续时间较长后，脑部的兴奋状态难以得到正常的修复和抑制，因而职场中的脑力劳动者易患失眠症并伴随神经衰弱。

脑力劳动者，由于脑的活动加强而脑的血液分配增加，加之长期室内坐着工作容易引起呼吸表浅，体内新陈代谢水平降低，引起脑供血不足，工作效率降低，注意力欠集中。这种情况下，大脑如果得不到适当调节和休息，勉强维持兴奋状态，易造成兴奋与抑制失调，导致失眠症的发生。

多数科技工作者，为科研争分夺秒，白日伏案钻研，夜里又常学习到深夜。长此以往，伏案日久，脑部所需血量不足，而大脑对血液及氧气供应十分敏感，经常用脑过度，不仅出现头昏等症状，还容易引起失眠症。

多数脑力劳动者，都有自己的用脑习惯，持续下去就形成一定的节律，最忌经常打乱节律，生活工作杂乱无章，时间不随个人意志支配安排，经常受到冲击和干扰，这样不仅使脑力劳动节律打乱，还会造成失眠等不良后果。

## 257. 治疗失眠时应保持怎样的心态

答：临床上接触到的失眠患者，绝大多数是辗转于各家医院，治疗的经过时长时短，频繁更换主治医师，如此的经历不仅会增加疾病治疗的难度，也会影响患者的精神情绪和治疗信心。

失眠的治疗，应保持努力进取的心态，固定找一个大夫治疗，根据个人具体情况而采取相应的措施，不管是失眠还是顽固性的“失眠症”，正确对待失眠的现象，不能操之过急，要有充分的信心和做好打“持久战”的精神准备。多数情况下的失眠，是持续了一段时间，也具备了某些习惯性的特征。平时，改变一个习惯较难，所以，临床治疗开始后，就要对症状反复有心理准备，不能因为疗效有起伏波动就失去信心，也不能因为试一两个晚上没见效就放弃治疗或另觅他方。因此，保持努力进取的心态，才能树立坚定的治病信心，否则很难取得满意的疗效。

## 258. 合理有序的工作安排与睡眠有关吗

答：紧张的工作状态充满于各行各业，而自己如何在紧张状态下工作，把生活中的种种矛盾导致的紧张状态引导到积极性、建设性的方向中来，不仅有利于做好各种工作，更有益于防止失眠。那么，如何合理有序地安排工作，应付紧张状态呢?

①找出使自己忙碌的环境或事物，并将其列表分类，然后逐个分析和综合，理顺环境与健康的关系。②个人生活中的混乱环境、紧张状态是可以消除、更改和避免的，因此要尽量避开一切使你紧张的事物。③如果不能避免上述的环境，就尽可能的改变它，甚至改变工作。这一点上，应做一个意志坚定的人，处理问

题时，尽量避免对抗和争执，改变自己的态度，灵活处理问题。④手上需要处理的问题根据其重要性列出清单，分清缓急有的放矢，应了解自己的才能，做力所能及的事情，适当建立成就感。⑤遇到难解决的问题，可以换角度思考：这件事情是否一定需要去做？是否现在就必须要做？是否在能力范围内？为此，在合理有序安排工作的同时，考虑自己的发展，不断寻求新途径，从工作中获得愉悦感。⑥制定一个健康计划，包括良好的营养、正常的运动，经常进行户外活动，放松身心，提高身体和精神的抗压能力。⑦多与人交流，找几个值得信赖的朋友共同讨论自己难以解决的问题，分担工作带来的负面情绪。

上述内容与方法，为合理有序地安排工作提供参考，更能帮助患者在紧张状态下以积极的态度化解紧张带来的失眠之苦。

## 259. 过度运动导致身体疲劳就能睡一个好觉吗

答：一般而言，剧烈运动后的免疫力降低要维持1小时左右，要经过24小时以后才能恢复到原来的水平。轻度疲劳可以催人入睡，但过度运动导致身体疲劳则会让大脑处于兴奋状态，妨碍入眠。睡觉时若中枢神经处于兴奋状态，人体就无法放松，夜间容易醒来。建议睡前1小时可以先做点肢体拉伸运动放松四肢肌肉，然后泡个温水澡舒缓身心，松弛神经，有助入眠。

## 260. 医护人员如何应对失眠困扰

答：医护人员需要经常在夜里进行高强度的工作，生物钟被人为打乱，表现出来就是睡眠紊乱，全身疲乏无力，纳食减少等一系列问题。针对这类因夜班导致的失眠，可从以下方面着手调整：①建立合理的轮换制度：在安排白班和夜班轮转时，尽量做到相对稳定，不要轮转太勤，以便自己尽快建立新的时间节律。②合理安排膳食，及时补充营养：为了补充夜班能量消耗，刺激机体加强新陈代谢，减少下班后早餐的食量，有利于夜班后的睡眠；夜班前的晚餐要吃饱、吃好，由于夜间胃纳较差，应吃些美味可口的食品，并要换花样，以增进食欲。③加强夜班前的休息与睡眠保障：进夜班前充分休息，下夜班后抓紧时间睡觉，尽快恢复体力；睡前不喝浓茶、咖啡、酒等，不吃或少吃辛辣刺激性食物。④养成睡前好习惯：如睡前用热水洗脚，促进血液下行，使大脑较快进入抑制状态；此外，休息环境尽可能舒适、幽暗、安静。⑤建立新的睡眠习惯：消除紧张情绪和不安心理，热爱自己的工作，设法把夜班的工作环境模拟成白天，这样容易引发条件反射，建立新的作息时间。

## 261. 如何查找失眠原因，解除失眠困扰

答：通常引起失眠的原因可以归纳为以下几类：①年龄：人类睡眠的需要量与其年龄成反比。婴儿期每天需要 16 ～ 20 小时睡眠时间，幼儿期每天需 10 ～ 14 小时，学龄期需 11 ～ 12 小时，青少年期需 9 ～ 10 小时，成年期需 7 ～ 8 小时，到了老年期，每天只需 6 ～ 7 小时的睡眠。②疲劳：适度的疲劳有助于入睡，但如果是过度疲劳，反而会因为太累而无法入眠。③昼夜性节律：相当于一个人的生物钟，每天规律地运作，形成了一个人的日常生活节奏。一个人的睡眠时间会与其昼夜性节律的最低期同时发生，若睡眠无法与自身周期步调协同，则容易发生失眠。④环境：有的人在陌生的环境下难以入眠。在医院里，住院环境

的嘈杂或病房温度不适、明亮的灯光、不合适的病床及摆设，都可能干扰睡眠。⑤睡前习惯：若睡前习惯改变或出现任何影响睡前习惯的情况时，都可能使其睡眠发生障碍。⑥刺激：任何种类的身心强烈刺激，如严厉的责备、看恐怖电影、激烈玩耍等，都会使人无法入睡；相反，若缺乏刺激，如运动量减少或日间生活乏味时，也会难以成眠。⑦疾病：几乎所有的疾病都会干扰原来的睡眠习惯，影响睡眠和清醒的节律，并且患者往往因为某些原因而无法获得正常的睡眠。⑧身体状况：多数情况下，身体舒适是获得休息与良好睡眠的关键，因此，引导入睡前，必须先减轻或去除患者的不适、疼痛、恶心或瘙痒等症状。⑨情绪状态：任何强烈的情绪，如恐惧、焦虑、喜悦、悲伤等都可能造成失眠。患者住院期间，由于无法满足职业、社会或个人角色及义务上的需要，因而常导致焦虑，以致无法入眠。⑩药物：临床上的一些药物，其副作用对睡眠有影响，如抗癌药物、抗癫痫药物、甲状腺制剂、中枢神经兴奋剂等，均可干扰睡眠或兴奋大脑皮层而影响睡眠。

## 262. 如何做到移情易性，失眠无忧，美梦成真

答：研究表明，人的心理活动和人体的生理功能之间存在着内在的联系。良好的情绪可以使人体的生理功能处于最佳状态，反之则会降低或破坏某种技能，引发失眠等多种疾病。心不爽，则气不顺；气不顺，则病生。失眠患者的心理调护，不妨从以下几方面着手：①善良是美德：社会心理学家认为，一个人心中充满善意，多行善事，帮助他人摆脱困境，其心中必然会涌起欣慰之感，一个人坚信自己活在世上有益于他人，甚至是他人的生活

支柱，这就会成为自己的一种精神鼓舞和精神力量。而这种欣慰之感和精神鼓舞，常使人精神愉快，进而免疫力增强，抵抗力增强，所以就不易生病。②增强自信有助于延年益寿：良好的心态，能有效抵抗神经衰弱、高血压、冠心病、精神病、脑血管意外等疾病，所以，常保持较强的自信心，可以拥有好的心情，且有利于提高机体的适应能力，预防各种慢性病的发生，收到健身延年之效。③爱情有助于健康：心理学家和医学家认为，爱情是双方思想感情上的和谐，是心理活动上的一种相互补充，两情相悦产生的幸福感使这种心理转化为生理上的反应，进而使身体内分泌出一种有益于健康的物质。反之，互相嫌弃、讨厌，甚至敌视则会分泌出有害的物质，损害身体。可见，睡眠质量的高低，已发展到生物－社会－心理医学模式，人们更加重视精神、心理的调养，使身体和心理得到全面的协调。